모든 각도에서 빛나는 우리

글·영상 : 배윤정

모든 각도에서 빛나는 우리

지은이 배윤정

발행인 오로빈
발행처 해남의 아침
등록　제 2024-000003 호
주소　전라남도 해남군 해남읍 중앙1로 124 포인트 2층

저작권자 ⓒ 배윤정, 2024
이 책은 저작권법에 의해 보호를 받는 저작물이므로
저자와 출판사의 허락 없이 내용의 일부를 인용하거나 발췌하는 것을 금합니다.

값은 뒤표지에 있습니다.
ISBN 979-11-989898-2-6

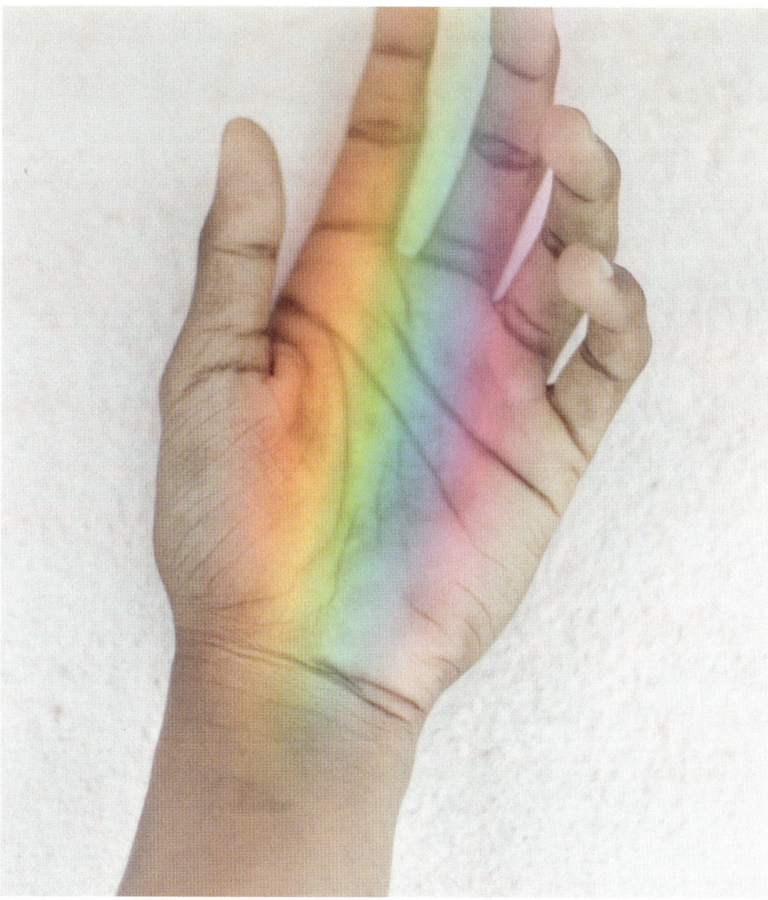

일러두기

- 독자의 가독성을 위해 'Part 몸'에만 움직임 안내영상 QR코드를 첨부했습니다.
- 'Part 마음'의 글과 함께 소개된 영상은 해남의 아침 요가&운동센터 유튜브에서 시청하실 수 있습니다.

여는 글

매일 새벽, 고요한 공기 속에서 키보드를 두드리며 시작했던 인사가 한 권의 책으로 여러분 앞에 서게 되었습니다. 뉴스레터로 전했던 200여 편의 글과 영상 중, 100여편을 다듬어 선보입니다.

늘 바라왔던 것은 하나인데요. 글을 읽는 분들이 자신의 건강을 더 깊이 이해하고, 스스로 돌볼 수 있는 용기와 지혜를 얻길 바란다는 마음입니다.

아무리 먼 곳으로 떠나려 해도, 지금 여기 자신의 몸과 마음은 벗어날 수 없다는 사실. 그렇기에 몸과 마음을 돌보고, 그 안에서 건강을 유지하는 것이 우리가 가장 먼저 배워야 할, 우리의 삶을 보다 충만하게 만드는 필수적인 과정임을 나누고 싶었습니다.

우리는 저마다 다르고, 각자의 고유한 방식으로 이미 빛나는 존재입니다. 『모든 각도에서 빛나는 우리』는 그 고유함을 존중하고, 스스로를 사랑하는 길을 찾는 여정을 함께 하고 싶습니다.

별 것 아닌 움직임 하나로 흡족한 일상이 되고, 사소한 습관이 삶을 충만하게 했던 경험을 나누려 합니다.

여러분 몸과 마음의 모든 면면이 이미 빛나고 있음을, 역시 자신만의 방법으로 만나시기를 진심으로 기원합니다.

나마스떼

2024년 입동
해남의 아침 요가원에서
배운정 올림

차 례

Part. 몸

1. 기대없이 머무는 순간의 힘
2. 완벽한 합동작전
3. 이미 충분한 공간
4. 중력선, 놀듯이 탐색하기
5. 네발 기기 자세의 달인
6. 성게의 뇌이야기
7. 인간의 걷기1.
8. 인간의 걷기2.
9. 1000분 중 1분, 명료한 하루를 만드는 시간
10. 보이지 않는 몸, 등과 가까워지기
11. 모든 각도에서 빛나는 우리
12. 입호흡, 우리 뇌는 어떻게 반응할까?
13. 어깨 건강을 위한 또 다른 접근
14. 태엽처럼 맞물리는 몸과 마음
15. 알람 하나로 충만해지는 하루
16. 내 몸이 내 몸같지 않을 때
17. 필요하면 힘이 생겨!
18. 결론을 미루는 연습
19. 한 방향만으로는 부족하다
20. 운동의 맥락
21. 대관람차를 그릴 수 있다면
22. 음식 실험은 계속된다
23. 그때는 놀이, 지금은 수련?
24. 100년 살 집, 내 몸
25. 내 몸을 배워보세요

26. 스트레스의 값진 부분

27. 힘으로 눌러도 되고, 힘을 빼서 가라앉힐 수도 있어요

28. 오토파지로 뱃속부터 편안하게

29. '기본 동작'의 함정

30. 계단을 내려갈 때 어디를 보세요?

31. 아무리 강조해도 지나치지 않는 발

32. 손이 몸과 연결되어 있다는 걸 떠올려보세요

33. 팔굽혀펴기를 쉽게 시작하는 방법

34. 보이지 않지만, 느낄 수 있지

35. 햇빛과 좋은 지방, 건강을 위한 완벽한 콤보

36. 달리기, 의외의 효과

37. 근육이 많을수록 건강하다?!

38. 직각 어깨가 있다는 착각

39. 이름에 숨겨진 요가 자세의 힌트

40. 몸과 마음의 주인은 미생물?!

41. 건강한 장요근을 위한 두 가지 접근 방법

42. 지금, 낯선 곳에 나를 데려다 놓기

43. 아프다 대신 쓸 수 있는 말

44. 우리 몸의 숨은 지지대

45. 몸의 중심, 골반저근 건강을 위한 팁

46. 둥글고 강한 힘

47. 움직임을 깊이 이해하려면

48. 효율의 대명사, 물고기

49. 지금 바로 잠들고 싶다면?

50. 갇힌 숨을 터 보아요

51. 제일 건강한 상태를 뜻하는 말은?

Part. 마음

1. 쉼표 찍는 법
2. 과정의 힘
3. 나마스떼 실험 해보실래요?
4. 체육시간
5. 불뚝 솟은 마음 붙들기
6. 당신밖에 할 수 없는 일이에요
7. 낱낱이 흩었다, 하나로 합치기
8. 그때는 맞고, 지금은 틀리다
9. 봄이 홀랑 가버리기 전에
10. 손에 담긴 마음
11. 요가 자세 배우기와 요가 자세 되기
12. 엄마 닭을 따라 요가 수련하기
13. 목소리 내기
14. 몸을 준비해, 마음이 담기도록!
15. 단 한 줄 일기
16. 옆구리를 찌르는 사람
17. 쇠똥구리와 내가 다른 점
18. 특별한 생, 지금 여기
19. 일상을 팝니다
20. 질병은 없다
21. 습관 트위스트
22. 자기 방법을 만나는 일의 귀함
23. 고구마, 일 년 내내 먹을 수 있는 거 아니었어?
24. 의도적인 침묵
25. 귀찮음, 이젠 나의 출발 신호

26. 당신은 진짜 빵 없이 못 사는 사람인가요?

27. 처음인 게 많은 할머니가 되겠어!

28. 안내와 응원이면 충분해요

29. 호들갑 없이 그냥 일어나기

30. 인도에서 코끼리는 왜 신이 되었을까?

31. 습관, 더 자유로운 일상을 위해

32. 자신 안의 지혜를 따르기

33. 원시인의 뇌로 지금을 사는 비결

34. 초록이 차오르는 시기

35. 나만의 존(zone)을 찾아서

36. 같은 길, 다른 마음

37. 마음의 벤치를 둘 수 있다면

38. 당신은 지금 어떤 나무입니까?

39. 조절할 수 있을 때, 비로소 완성된다

40. 어려움이 주는 산뜻함

41. 주방에서 세상으로, 빵 여행기

42. 인생공간

43. 한 소리에 담긴 각자의 진실

44. 놀이가 요가였고, 요가가 놀이였다

45. 좋은 변화도 알아주기

46. 유연해지고 싶어요, 저 사람만큼

47. 하루를 떠받치는 힘

48. 질문이 오기를 기다리기

49. 빈틈없이 하나 된 날

50. 마음 밭을 고르기

51. 듣다 보면 어린이가 드러난다

52. 비 오는 새벽에도 요가원에 나오는 이유

53. 멈춘 몸, 흥분된 마음

54. 늘 말이 바뀌는 요가 강사입니다

55. 요가수업, 안내자가 가질 수 있는 두 가지 시선

56. 갈 곳을 보면, 금세 여기로 돌아올 수 있어요

57. 특별한 위로

58. 삶에 대한 만족과 충족

59. 어떤 어른이 되고 싶으셨어요?

60. 별것 아닌 기분은 없어요

61. 선생님, 제가 잘 하고 있는 게 맞나요?

62. 누군가의 마음에 씨앗을 심는 일

63. 호감, 비호감 당신은 어느 쪽?

64. 인사를 건네는 사람과 받는 사람

65. 끝은 내가 선택해

Part. 몸

기대없이 머무는 순간의 힘

이 자세는 보통 준비 자세로 알려져 있어요. 다리에 힘을 줘야, 다음 동작으로 나아갈 수 있답니다.

그런데 오늘은, 이 자세를 최종 목적지로 머물러 보세요. 이미 다 왔으니, 힘을 빼도 되겠죠?

그러면 오히려 몸과 마음에 남아있던 긴장이 드러날 거예요. 그대로 내버려두면, 달라집니다. 녹아요.

그렇게 5분만 기다리세요.

오늘 당신의 기대와 다른 일이 벌어져도, 느긋하실 수 있을거예요.

안정위 자세에서 쉬기

완벽한 합동작전

횡단보도를 건널 때, 당연히 고개를 돌리고, 차가 오는 걸 확인하시죠? 너무 뻔한 이 움직임이 얼마나 절묘한지 생각해 본 적 있으세요?

우리는 눈, 귀, 코, 혀를 통해, 바깥 정보를 받아들입니다. 이 감각기관들은 모두 얼굴에 있어요. 그리고 목은 그런 얼굴과 몸을 연결합니다.

눈과 목, 몸이 완벽한 타이밍으로 합동 작전을 펼칠 때! 비로소 우리는 안전하게 횡단보도를 건널 수 있어요.

오늘 움직임으로 목이 원래 가지고 태어난 자유로움을 회복해 보세요. 눈까지 환해지실거예요.

경추 회전

이미 충분한 공간

생각으로, 감정으로, 음식으로, 혹은 노폐물로 '내 안이 꽉 차있는 것처럼' 갑갑할 때, 몸을 흔들어보세요, 털어보세요.

털어낸 후 멈춰서 몸에 퍼지는 잔상을 느껴보세요. 울림이 느껴지나요? 우리는 스스로를 울릴 수 있을 만큼, 이미 충분히 비워져 있답니다.

몸털기

중력선, 놀듯이 탐색하기

지구는 모든 존재를 땅을 향해 수직으로 끌어당기죠. 그것을 중력선이라고 해요. 그래서 몸이 중력선을 벗어나면 힘이 듭니다. 대표적인 자세는 플랭크, 몸을 수평으로 들어올려야 하니까요. 몸의 무게와 중력을 모두 이기는 자세입니다.

반대로 몸이 중력선에 가까워질수록 몸이 가벼워져요. 그런데 사람의 몸은 모두 제각각이기에, 내 몸이 가벼워지는 지점은 다른 사람의 지점과 다를 수 있답니다.

그러니 살아서 움직이고, 흔들리는 몸을 우선 따라가보세요. 중력이 내 몸을 제일 무탈하고, 수고롭지 않게 흐르는 곳을 놀듯이 탐험해 보세요.

자신이 제일 가벼워지는 어떤 지점을 만나는 시간은 몸과 마음을 더 홀가분하도록 도울 거예요.

중력선 탐색

네발 기기 자세의 달인

우리는 이미 네발기기 자세의 달인인 거 아세요? 이 동작을 숱하게 해왔거든요. 눕거나 엎드려 버둥대는 아기가 걷기 위해서는 반드시 '기는 자세'가 필요합니다. 우리는 충분히 기었고, 그 과정에서 몸통 깊은 곳에서부터 힘을 키워왔어요. 그래서 지금 아주 자연스럽게 걸을 수 있답니다.

우리를 세워 올리고, 걷게 했던 그 힘을 다시 만나보세요.

네발기기 자세

성게의 뇌이야기

성게는 태어났을 때는 뇌가 있지만, 바다를 헤엄치다가 정착할 곳을 만나면, 자신의 뇌를 먹어치운다고 해요.

움직일 필요가 없으면, 뇌도 필요없어지기 때문인데요. 움직임과 뇌의 긴밀함이 늘 놀랍습니다.

움직일 때 우리는 바깥 자극을 받아들이고, 해석하고, 적절한 행동을 하죠. 팔다리를 움직이는 아주 단순한 동작에도, 뇌와의 끊임없는 대화가 필요하답니다.

온몸 회전

인간의 걷기1

네 발 동물과 견주어, 인간의 두 발 서기는 꽤나 독특해요. 불안정하죠. 심지어 걸을 때는 한 발로 번갈아 서면서 앞으로 나아가요. 흔들흔들, 계속 균형을 잃었다 잡으며 걷는 모습이 흥미롭습니다.

편평한 땅 위에 수직으로 솟은 연결 지점이 보이네요. 발목인데요. 큰 관절도 아니고, 눈길이 자주 가지도 않죠. 그런데 오늘 발과 발목을 움직이고 살피면서, 인간을 인간이라고 부를 수 있는 시작점이겠다는 생각이 들었습니다.

발목회전

인간의 걷기2

네 발 동물은 더 빨리 달릴 수 있지만, 금세 지쳐요. 인간이 두 발로 걸을 때는 느려도, 더 오래, 멀리까지 갈 수 있습니다. 그 과정에서 인간은 얼마나 다양한 환경을 만나고, 탐색하며, 적응했을까요?

네 발 동물이 볼 수 있는 시야는 정해져 있어요. 두 발로 서서 걸으면 더 먼 곳, 더 넓은 곳을 한눈에 볼 수 있습니다. 위험한 것도, 필요한 음식도 더 잘 발견했을 거예요. 손을 쓰면서 무언가를 만들어내거나, 친구와 대화를 하고요.

'걸음'을 들여다볼수록, '인간'을 조금씩 더 이해하게 됩니다. 오늘 당신은 걸으면서 어떤 장면을 마주치실까요?

발가락 스트레칭

1000분 중 1분, 명료한 하루를 만드는 시간

하루 24시간 중 수면시간이 8시간이라면, 우리는 16시간, 즉 960분을 깬 상태로 살아요.

약 1000분 중 단 1분, 제자리 뛰기로 당신의 심장 근육, 종아리 근육을 위한 유산소 운동을 챙겨보세요.

숨이 차고, 종아리 근육에 혈액이 채워지는 느낌! 깨어있는 시간이 조금 더 명료하도록 도울 거에요.

1분 뛰기

보이지 않는 몸, 등과 가까워지기

핸드폰 속 빠른 화면, 처리해야 할 일, 빠르게 지나가는 사람들의 속도에 익숙하세요?

눈앞의 세계에 집중하다 보면, 보이지 않는 몸의 뒷면을 자주 잊습니다.

하지만 지금 바로 등을 만날 수 있어요. 눈을 감고 숨을 쉬세요. 그리고 숨에 따라 등이 어떻게 움직이나 느껴보세요.

보이지 않는 등과 가까워진만큼 바쁜 마음도 쉬어요.

윗등 돌리기

모든 각도에서 빛나는 우리

모두에게 딱 맞는 단 하나의 정렬은 없죠.

움직이는 맥락을 말씀드리고, 자신에게 더 적절한 위치를 발견하시도록 기다리곤 하는데요. 그러면, 똑같은 곳을 보던 발끝이 미세하게 방향을 틉니다. 자신의 정렬을 만난 후에는 더 고르고, 느긋한 숨이 저에게도 전해져요.

고요하고 느린 숨은 더 경쾌한 움직임을 이루는 든든한 밑바탕이 됩니다. 벅찬 호흡으로 움직임에 집중하기는 어려우니까요.

각자에게 적절한 발의 모양이, 숨으로, 숨이 다시 움직임으로 연결되는 과정을 함께 할 때, 무지개가 뜬 것 같은 기분이에요.

다양한 빛을 품은 하나의 큰 무지개요.

고관절 돌리기

입호흡, 우리 뇌는 어떻게 반응할까?

일상에서 자신도 모르게 입으로 숨 쉬고 있지 않은지 관찰해 보세요. 아침에 일어나 입안이 너무 말라 있다면, 자는 동안 입으로 숨을 쉬었다는 증거일 거예요.

20만년 전 원시인의 뇌와 지금 우리 뇌는 크기와 구조에서 거의 변함이 없어요. 원시인들이 입을 열고 숨쉰 유일한 순간은, 위험으로부터 빠르게 도망치거나 동물과 맞서 싸워야 할 때 뿐이었습니다.

그래서 입으로 숨을 쉬면, 뇌에서는 위험한 상황으로 인식하죠.

고요하고 느린 코호흡으로, 오늘 하루를 마무리 해보세요. 골반을 부드럽게 굴린 오늘 동작도 호흡에 도움이 되실거예요.

골반 아치 & 컬

어깨 건강을 위한 또 다른 접근

어깨가 아프면 보통 스트레칭을 하거나 도구를 사용했어요. 압력을 주었다 빼면서, 통증을 완화하려고 했습니다.

요즘은 통증이 느껴지지 않는 범위 내에서 천천히 움직이며, 부하를 견디는 연습도 함께 하고 있어요. 예를 들어, 철봉에 매달리거나 네발기기 자세를 통해 힘을 기르는 방식으로요.

통증의 원인은 여러 가지 일거예요. 하지만 대부분은 자주 다양하게 움직이지 않아서 생기는 경우가 많습니다. 그곳의 원래 역할과 기능을 회복하는 것이 근본적인 해결책이 될 거라고 생각합니다.

하나의 정답을 찾기보다, 다양한 방법을 적용해 보는 게 우리 몸에는 더 유리해 보입니다. 몸은 입체적이고, 다각적이며, 늘 변하니까요.

어깨 관절 돌리기

태엽처럼 맞물리는 몸과 마음

사람의 몸과 마음, 그리고 움직임에 대해 공부하고, 삶에 적용하다 보면 자꾸 '태엽'이 떠올라요. 서로 맞물렸다 멀어지기를 반복하면서, 앞으로 굴러가거나, 무언가를 작동시키는 모습이요.

어떤 이론에 몸을 억지로 맞추려 하지는 않지만, 직접 실험을 해봅니다. 변화를 관찰하고, 필요한 걸 취한 후 다시 이론과 거리를 두죠.

혹은 몸으로 먼저 겪어봐요. '여기에는 어떤 원리가 있을까?' 공부해 보면 새로운 몸을 만나게 되고, 새로운 움직임으로 이어집니다.

오늘 움직임처럼 손끝이 가슴 그리고 등과 하나가 될 수 있다니, 컴퓨터 자판을 두드리면서도, 숨결에 맞춰 등이 움직이는 걸 느낍니다.

큰 팔 만들기

알람 하나로 충만해지는 하루

책상에 앉으면 30분 알람을 맞춰요. 알람이 울리면, 물을 마시러 가거나, 그릇을 정리합니다. 세탁물을 개기도 해요. 철봉에 매달리거나, 스쿼을 합니다. 닭에게 밥을 주러 가면서, 짧게 빛을 쪼이기도 해요.

어떤 요가 동작이나, 몇 시간의 강도 높은 수련보다, 매일 30분마다 일어나 움직이는 이 작은 습관이 제 골반의 건강에 더 도움이 된다고 느껴요. 컴퓨터 작업에 능률이 오르기도 합니다. 움직임은 뇌와의 협업이니까요.

무엇보다 저는 제 집과 더 가까워지고 싶어요. 구석구석을 돌보고, 더 자주 손으로 만지면서요.

30분 알람 하나 맞췄을 뿐인데, 몸과 마음, 일과 집까지 모든 과정이 서로 이어지며 하루가 그리고 삶이 충실히 채워지는 기분이 듭니다.

장요근 스트레칭

내 몸이 내 몸 같지 않을 때

오늘 영상에서 "건강한 근육은 필요에 따라 힘을 채우거나 뺄 수 있는 근육"이라는 이야기를 드렸어요. 하지만 그게 쉬운 일은 아니죠. 오히려 그 반대인 경우가 많습니다.

어깨 힘을 빼고 싶어도 잘 빠지지 않고, 다리에 힘을 채워 우뚝 서고 싶은데, 나도 모르게 힘이 풀릴 때처럼요.

내 몸인데 내 몸 같지 않을 때, 우리는 어떻게 몸에 대한 주도권을 되찾을 수 있을까요?

먹는 것, 자는 것, 움직이는 것, 쉬는 것, 일하는 것. 모두 몸으로 하는 일이에요. 몸에 대한 주도권을 챙겼을 때, 삶도 주도할 수 있을 거예요.

옆구리 스트레칭

필요하면 힘이 생겨!

처음 아사나(요가 자세) 수련을 할 때, 배에 힘을 주고 자세를 취해야 부상을 입지 않고 안정적으로 수련할 수 있다고 배웠어요.

다양한 방식으로 몸을 탐구하고 움직이면서 새로 알게 된 것은, 힘의 방향성을 인지하고 자세를 유지하는 과정에서 자연스럽게 필요한 만큼 배에 힘이 들어간다는 거예요.

배에 힘을 줘야만 그 자세를 유지할 수 있는 게 아니라, 목적에 맞게 자세를 취하고 유지하다 보면 자연스럽게 적절한 힘이 들어갈 수밖에 없는 상태가 된다는 거죠.

오늘 동작에서 블록을 정강이 위에 올려놓고 유지하기 위해 딱 필요한 만큼의 힘이 들어간 것처럼요.

무엇이 먼저고, 나중인지는 잘 모르겠습니다. 하지만 분명한 건, 같은 시점에 모두에게 딱 맞는 단 하나의 정렬이나 방법은 없다는 거예요.

복부힘 키우기

결론을 미루는 연습

골반이 앞으로 기울어진 체형은 교정이 필요한 상태일까요? 바른 체형을 위해 배를 당기고 다니면 될까요?

골반이 앞으로 기울어진 상태는 두 발로 걷는 인간이 가진 자연스러운 척주 만곡입니다. 그 자체를 문제로 보고, 교정해야 할 몸으로 결론을 내리는 건 무리라고 생각해요.

다만 골반이 어떤 상태로든 '굳어졌다면', 즉 움직이지 않는다면, 이야기가 달라집니다. 그로 인해 몸 전체에 영향을 미치기 때문인데요. 골반이 앞으로 기울어진 채 '굳으면', 호흡의 효율이 떨어집니다. 쉽게 피곤하고, 대사에도 좋지 않은 영향을 미치죠. 점점 더 움직이기 어려운 상태로 바뀌어갑니다.

골반의 아치 & 컬은 아주 간단한 움직임입니다. 이 움직임이 쉽고 당연하게 느껴질 수 있지만, 골반 자체의 움직임이 둔화돼 어느 쪽으로도 움직이기 어려워하는 경우를 종종 뵙습니다.

몸의 중심인 골반을 다양한 방향으로 움직여 보세요. 내 몸을 어떤 체형으로 결론 내리는 걸 미루어 보세요.

서서 골반 아치&컬

한 방향만으로는 부족하다

혹시 납작한 종이 인형에 옷을 걸쳐 입히던 놀이를 아세요? 좋아하는 옷은 자주 입혀서, 걸치는 부분이 금방 헐거워지곤 했답니다. 종이를 한 방향으로 계속 접었다 폈다 하니까요.

우리의 무릎이나 팔꿈치가 움직이는 모습을 보면, 종이 인형 옷고리처럼 한 방향으로만 접었다 폈다 하는 것처럼 보여요.

하지만 실제로는 그렇지 않답니다. 미세하지만, 회전도 함께 일어나요. 만약 관절이 한 방향으로만 움직인다면, 금방 닳아버렸을 거예요.

오늘 몸의 앞면을 열면서 살짝 비틀어 보자고 안내드린 것도 이런 맥락이랍니다. 우리 몸은 입체적이니까요. "여기까지만 몸의 앞면이에요."라고 단정할 수 있는 단독 공간은 없어 보입니다.

골반&가슴 기지개

운동의 맥락

철봉은 좋은 운동인가요? 좋은 운동입니다. 단 '맥락'에 따라서요.

지금 팔을 머리 위로 180도 들어올리기 어려운 상태라면, 철봉에 매달렸을 때 부상을 입을 수 있습니다. 그러면 그때 철봉 매달리기는 좋은 운동이라고 하기 어렵겠죠. 철봉에 매달리기 전에, 필요한 어깨 상태를 준비하는 것이 우선입니다.

걷기도 마찬가지예요. 걸을 때 발가락 관절이 잘 움직인다면, 걷기는 좋은 운동입니다. 하지만 발가락이 단단히 굳은 상태에서 오래 걷는다면, 발목이나 무릎처럼 다른 관절에 부상이 생길 수 있어요.

결국 우리가 돌아올 곳은 철봉에 얼마나 오래 매달렸나, 혹은 몇 천보를 걸었나가 아니라 지금 관절들이 그 운동을 할 수 있을 만큼 잘 움직이고 있는가?입니다.

푸쉬업을 하기 전에, 오늘 안내드린 움직임을 먼저 연습해 보세요.

손목 강화 운동

대관람차를 그릴 수 있다면

지금 눈앞에 대관람차를 그려보세요. 관람차를 손끝으로 이으며, 내가 그릴 수 있는 가장 큰 원을 그립니다.

그리고 아침에 눈을 떠서 지금까지, 실제로 내 손이 그린 원의 크기는 어땠나 가늠해 보세요. 예를 들면, 기지개를 켜면서 그린 원의 크기, 티셔츠를 입을 때, 팔을 집어넣고 뻗으며 만든 원의 크기처럼요.

내가 지금 그릴 수 있는 건 대관람차같은 큰 원인데, 실제로 그리고 있는 건 그릇을 닦으며 만드는 작은 원이라면, 몸에서는 대관람차를 그릴 필요가 없다고 판단할거예요.

윗등 회전하기

음식 실험은 계속된다.

음식, 움직임, 잠, 물, 햇빛 등 여러 재료로 저를 이리저리 실험하다 보면, 가끔 웃음이 삐져나올 때가 있어요. 재미의 포인트는 "아, 사실은 네가 이렇구나!" 하고 깨닫는 순간인데요. 그러면 그전에 "나는 이래"라고 생각했던 것들이나 당연하게 받아들였던 것들이 조금씩 부서지는 느낌이 듭니다.

한번은 피자를 먹고 집에 왔는데, 제 안에서는 계속 무언가 더 필요하다는 욕구가 올라와 놀랐습니다! 그리고 업무 중에 유난히 감정적으로 반응하는 순간이 있어 한 번 더 놀랐고요.

그런데 집에서 현미밥과 김, 김치를 충분히 먹은 날은 몸이 더 이상 아무것도 원하지 않는 느낌이 들었어요. 재미있는 건, 몸이 무언가를 갈구하지 않으니 마음도 차분해져서 업무나 해야 할 일에 훨씬 더 집중할 수 있었다는 점이에요.

물론 음식 외에도 저에게 영향을 끼친 다른 요소들이 있었겠지만, 우리가 먹는 것이 곧 우리 자신을 이룬다는, 이 단순하고 자명한 진실을 일상에서 마주할 때마다 참 경이롭다는 생각이 듭니다.

한 번 실험해 보시면 어떨까요? 머리로만 아는 것과, 몸소 겪어 자신만의 흔적이 생겼을 때, 나에게 '정말' 좋은 것들을 더 쉽게 선택할 수 있답니다.

회전하는 삼각자세

그때는 놀이, 지금은 수련?

땅을 짚고 일어나는 오늘의 단순한 움직임! 어린 시절, 땅에 1, 2, 3, 4를 그리고 깡충깡충 뛰어 놀았다면, 이 동작은 식은 죽 먹기죠. 하지만 발목, 무릎, 고관절을 동시에 적절히 굽혔을 때만 가능한 동작입니다.

평소에 자주 걷거나 움직이지 않는 현대인이라면, 발목과 고관절의 움직임이 작을 수 있어요. 이 상태에서 손만 바닥에 닿으려 하면, 즉 결과만 만들려 하면, 관절에 부담을 줄 수 있죠. 그래서 개별 관절을 충분히 움직이는 과정이 중요해요.

어렸을 때는 놀이처럼 했을 거예요. 떠올려보면 땅따먹기에는 스쿼트, 멀리뛰기, 균형잡기, 힘을 조절해 돌 던지기 등 다채로운 움직임이 골고루 섞여 있어요.

그때는 매일 하던 놀이, 지금은 수련으로 하는 한 다리 균형잡기! 오늘은 놀이와 수련의 경계를 넘나들며, 일상에서 한 다리로 균형을 잡아보세요. 설거지를 할 때나, 신호를 기다릴 때도 해보셔도 좋겠어요.

한 다리 균형잡기

100년 살 집, 내 몸

자고 일어나서 혹은 한 자세로 머물다 기지개를 켜면, 몸을 청소하는 느낌이 들어요. 마치 책상을 정리하거나, 쓰레기통을 비울 때와 비슷한 기분입니다.

어떤 인터뷰에서 "자기 몸을 100년 살 집이라고 생각해 보라"는 이야기가 참 인상 깊었어요.

100년 동안 한 집에서 먹고, 쉬고, 인생을 누리려면 구석구석 내 손이 자주 닿아야겠죠. 청소도 하고, 환기도 하고, 필요한 곳은 보수도 하면서 그 집과 친하게 지낼 때, 비로소 '내 집'처럼 느껴질 거예요.

100년 동안 사는 단 하나의 집이 우리 몸이라면, 이미 이 한 번의 기지개로 100년 집을 쾌적하게 가꾸신 거랍니다.

윗등 고양이 스트레칭

내 몸을 배워보세요

태초의 뇌는, 외부를 받아들이는 '감각기관'과 그 정보를 바탕으로 움직이는 '운동기관'을 연결하는 '신경절'이었다고 해요. 이 신경절이 없는 생물들은 유전자에 새겨진 대로 먹고 생식을 하지만, 뇌가 있는 생물들은 유전자에 새겨진 정보 외에도 '지금, 여기'에서 감각한 것을 토대로 '선택'해 생존 확률을 높일 수 있었죠.

오늘 팔과 발날의 압력을 느끼고(감각), 그것을 바탕으로 근육을 조절해서 몸을 지탱하셨죠(행동)? 이 모든 과정을 뇌가 주도해요. 몸을 어떻게 사용하고 조절할지, 우리는 경험을 통해 끊임없이 학습합니다.

몸은 감각과 움직임을 통해 계속 배웁니다. 매 순간 내 몸이 보내는 신호에 귀 기울여보세요. 스스로를 더 잘 이해하고 조율할 수 있답니다. 내 몸을 배워보세요.

사이드 플랭크

스트레스의 값진 부분

스트레스의 사전적 의미는 '적응하기 어려운 환경에 처할 때 느끼는 심리적, 신체적 긴장 상태'를 뜻합니다. 보통 그 앞에 업무, 육아, 출퇴근 등을 함께 붙여 쓰죠.

그런데 '외부의 힘에 저항해 원형을 지키려는 힘'이라는 뜻도 있어요.

신체 영역에서 요가 수련이나, 의식적으로 반복하는 움직임 수련은 스트레스를 통해 힘을 기르는 활동이라고 할 수 있습니다. 저항해야 할 외부의 힘이 커지면, 지키려는 내부의 힘도 길러지니까요.

현대인들은 스트레스를 줄이려고 애쓰지만, 스트레스 덕분에 우리가 방법을 찾고, 노력하면서 배워 간다는 점을 종종 잊습니다.

오늘 안내드린 움직임도 마찬가지예요. 앞팔의 최대 가동 범위에서 저항(스트레스)을 주는 동작이죠. 그러면 앞팔의 가동범위를 더 확대할 수 있고, 손목과 팔꿈치 관절의 통증을 줄일 수 있어요.

회복할 수 있다면, 스트레스를 통해 우리는 조금 더 큰 걸음을 내디딜 수 있습니다. 스트레스 없는 하루보다, 힘을 기르고 잘 회복하는 우리가 되기를 기대합니다.

팔꿈치 통증 해소

힘으로 눌러도 되고, 힘을 빼서 가라앉힐 수도 있어요

필라테스에서 누울 때 허리를 바닥에 붙이라고 하는데. 무슨 말인지 잘 모르겠어요. 힘을 줘도 힘이 잘 안 들어가요. 허리를 어떻게 바닥으로 누르라는 건가요?" 한 수련생분이 물으셨어요.

허리에는 자연스러운 만곡이 있습니다. 다리를 펴고 누우면, 허리가 지면에서 뜨는 경우가 대부분이에요. 허리를 바닥으로 잘 낮추는 것은 효율적인 호흡과 적절한 복압을 위해 중요해요.

방법은 여러 가지입니다. 복부에 힘을 줘 허리를 바닥으로 누를 수도 있고, 허리의 긴장을 풀어 바닥으로 가라앉힐 수도 있어요.

무엇이 맞다 틀리다기보다, 두 가지 모두 필요하다고 생각해요. 어떤 방법을 '먼저' 선택할지는 개인에 따라 다를 수 있죠. 그러니 우선 자신의 상태를 잘 관찰하고, 움직임을 안내하는 분과 대화를 나눠보세요. 지금 자신에게 맞는 방법을 함께 모색해 보는 것이 중요합니다.

낙타자세 단계별 안내

오토파지로 뱃속부터 편안하게

오토파지는 공복 상태에서 우리 몸의 세포가 스스로를 청소하는 과정입니다. '스스로(self)'를 뜻하는 'auto'와 '먹다(eating)'를 뜻하는 'phagy'를 합쳐, 말 그대로 '스스로를 먹는'다는 뜻이죠. 이 과정에서 세포는 손상된 부분을 분해하고, 새로운 세포를 만들어내요.

오토파지는 우리 몸을 건강하게 유지하는 중요한 역할을 합니다. 불필요하거나 해로운 물질을 제거하고, 세포 기능을 최적화해 각종 질병으로부터 몸을 보호하죠.

최근 국민건강영양조사에 따르면, 20대는 식생활, 30-40대는 비만, 50대 이상은 만성질환이 주요 건강 문제로 꼽혔습니다. 특히 만성질환은 우리나라 사망 원인의 80%를 차지하고 있어요. 결국, 지금 내가 먹거나 먹지 않는 것이 나의 삶과 죽음에까지 영향을 미친다는 것인데요.

하루 24시간 중, 음식을 먹고 있는 시간은 얼마나 될까요? 내 몸의 세포가 스스로를 청소하는 오토파지의 시간은 얼마나 될까요?

팔등 시원한 스트레칭

'기본 동작'의 함정

많은 운동 학원에서 '기본 동작'을 강조합니다. 발레에서는 180도 다리 찢기, 필라테스에서는 기구를 사용하는 특정 포즈, 요가에서는 특정 아사나(자세)를 기본으로 가르치죠. 하지만 이런 동작들이 모든 사람에게 '기본 동작'이 되지 않을 수 있습니다. 표준화된 동작이 오히려 부상을 일으키거나, 개개인의 해부학적 특성에 맞지 않을 수 있으니까요.

그렇다면 우리는 어떻게 내 몸에 맞는 '기본 움직임'을 찾을 수 있을까요? 우선 다양한 움직임을 시도해 보세요. 그리고 어떤 운동을 배우든, 아래의 과정을 따라해보세요.

- 자기 몸 탐색하기: 움직이면서 '여기가 당기네, 여기에 힘이 들어가네'처럼 몸에서 느끼는 감각을 관찰하고 인식합니다.

- 불편한 범위 인지하기: 불편한 지점에 도달하면, 그 주변을 이리저리 움직이며 조금씩 편안해질 수 있도록 시도하세요. 자신의 한계와 가능성을 동시에 탐구할 수 있습니다.

- 변화에 주목하기: 작은 조정이 몸에 어떤 변화를 가져오는지, 그리고 이러한 변화가 나에게 어떤 영향을 미치는지 꾸준히 관찰하며 움직여보세요.

발레를 3년 해도 180도 다리 찢기가 안 되는 어린이는 단순히 뻣뻣한 것이 아닐 수 있어요. 오히려 문제는 그 아이의 몸에 맞지 않는 '기본 동작'을 강요하는 어른들의 태도일 수 있습니다. 이제 내 몸에서 시작해, 내 몸으로부터 배우는 연습을 다짐해 보면 어떨까요? 그 다짐에는 힘이 있습니다. 더 건강한 삶을 시작하는 힘이요.

고관절 힘 기르기

계단을 내려갈 때 어디를 보세요?

수업에서 발가락을 다양하게 움직이며, 강화하는 연습을 했어요. 그런데 수련생 분들이 고개를 숙이고 발가락이 잘 움직이나 계속 확인하시는 거예요. 제가 "앞을 보세요!"라고 말씀드리면, 손과 얼굴에 힘이 잔뜩 들어가버려서 함께 한바탕 웃었답니다.

계단을 내려갈 때, 하나씩 눈으로 확인하며 내려가진 않잖아요? 아마 어렸을 때는 그랬을 거예요. 키도 작고, 발도 불안정했으니까요. 그런데 지금은 핸드폰을 보면서도 계단을 내려갈 수 있어요. 발로 새로운 움직임을 시도할 때에는, 왜 다시 눈으로 확인해야 했을까요?

우리 발바닥에는 수많은 감각신경이 있습니다. 보지 않아도 움직임을 조절할 수 있어요. 이를 '고유수용감각(proprioception)'이라고 부르는데요. 쉽게 말해, 지금 내 몸이 공간 어디에 있는지 감지할 수 있는 능력이랍니다. 발바닥에는 압력의 변화를 감지하는 신경 종말들이 집중되어있어요. 이 신경들이 땅의 질감, 기울기, 계단의 높이를 빠르게 감지하고, 그 정보를 뇌로 보냅니다. 뇌는 이를 바탕으로, 다음 발을 어디에 디딜지 판단하고, 다시 몸으로 신호를 내려보내죠.

그러니 가만히 서서 발의 압력을 느끼는 것, 발가락을 들어 올리는 것, 발의 어느 부분에 무게가 실려있는지 인지하는 것은 모두 뇌와 발바닥 신경의 무수한 대화입니다. 이 대화가 원활할수록, 우리는 발가락을 더욱 정교하게 조정할 수 있고요.

수업에서 계속 눈으로 발을 확인해야 했던 이유는, 아마도 뇌와 발 사이의 대화가 아직 익숙하지 않았기 때문일 거예요.

인간은 지구에서 유일하게 두 발로 서서 걷는 동물입니다. 발가락의 움직임, 발목의 가동범위, 걸음걸이는 이제껏 살아온 모든 순간을 반영하고 있죠. 오늘 발바닥이 보내는 신호에 귀 기울여 보세요. 그 작은 대화 속에서 내 몸의 가능성과 새로운 균형을 찾으실 수 있을 거예요

앉아서 고관절 회전

아무리 강조해도 지나치지 않는 발

우리의 발 하나에는 26개의 뼈가 있습니다. 이 뼈들은 울퉁불퉁한 표면과 복잡하게 맞물린 구조 덕분에 다양한 움직임을 만들어낼 수 있어요. 하지만, 두 발에 체중을 싣고 걷는 인간의 특성상, 발을 다양하게 움직이기 어렵습니다.

체중에 따라 발 모양이 변형되기도 하고, 신발에 의해 제약을 받기도 하니까요. 그래서 발이 자유로울 수 있는 환경, 즉 신발이나 움직임의 선택이 중요합니다.

얼마 전 조용한 산책길을 우연히 발견해 맨발로 걸어보았는데, 땅의 다양한 질감과 높낮이를 넘나들며, 발 뼈들이 이렇게 활발하게 움직일 수 있다는 걸 새삼 깨달았어요.

발가락을 활짝 여는 하루 보내세요. 언제든 마음을 저기 발밑으로 가져갈 수 있는, 든든한 하루 보내시길 바랍니다!

하체강화 아치&컬

손이 몸과 연결되어 있다는 걸 떠올려보세요

하루에 타이핑을 얼마나 하시나요? 자판을 두드리는 일뿐만 아니라, 손을 많이 쓰는 작업을 하시는 분들도 있을 거예요. 빵을 만들거나 요리를 하는 것처럼요.

우리는 손으로 섬세한 동작은 물론, 무거운 물건도 자유롭게 들어 올립니다. 다른 동물들과 확연히 다른, 인간만의 특별한 움직임이죠.

종종 손이나 손목 통증을 호소하는 분들을 만나곤 해요. "단순히 손을 많이 써서 생긴 통증이 아닐 수 있다"라고 말씀드리면, 의아해하시는 경우가 있습니다. 손은 팔을 통해 가슴, 등, 그리고 머리와 연결되어 있거든요. 그래서 특정한 관절의 통증은 몸 전체의 사용 방식과 연관되어 있을 수 있습니다.

마치 무거운 물건을 들어 올릴 때 허리 대신 고관절과 하체를 사용하는 것처럼, 손도 몸 전체와의 연결성을 고려해 사용해야 해요. 이렇게 몸의 전체적인 움직임을 의식하면, 한 부위에 부하가 집중되는 것을 막을 수 있죠.

혹시 업무 때문에 손목에 부담을 느끼신다면, 팔 전체를 얼마나 잘 활용하고 있는지 점검해 보세요. 손목에 집중되는 부담을 다른 부위로 분산하면, 더 건강하고 효율적인 방식으로 움직일 수 있을 거예요.

손목 스트레칭

팔굽혀펴기를 쉽게 시작하는 방법

팔굽혀펴기가 몸 전체 근력에 도움이 된다는 사실, 알고 계시죠? 그런데 매일 1개라도 꾸준히 하는 건 생각보다 쉽지 않아요. 어떻게 하면 쉽게 시작할 수 있을까?

습관에 관한 책을 읽다가 좋은 힌트를 얻었어요. 원래 당연하게 하고 있던 습관에 새로 들이고 싶은 습관을 이어보는 방법이에요. 화장실 앞에 매트를 깔아두거나, 쉽게 펼 수 있도록 세워 두었어요. 아침에 일어나면 당연히 화장실에 가니까요. 화장실에서 나오면 바로 매트 위에 설 수 있죠. 밤에도 양치를 하고 나오면, 바로 팔굽혀펴기를 할 수 있어요.

제일 좋은 점은 팔굽혀펴기를 위해 따로 시간을 내지 않아도 된다는 것인데요. 덕분에 매일 아침 저녁으로 짧고, 쉽고, 간단하게 습관을 들이고 있어요.

그렇게 잠깐, 짧게 한다고 효과가 있을까요? 우선 새로운 습관에 대한 진입 장벽이 확실히 낮고요. 근력운동은 몸의 변화를 빠르게 느낄 수 있기 때문에, 이렇게 매일 아침저녁으로 움직이니, 벌써 팔의 힘과 모양, 어깨 주변의 컨디션에 변화를 느끼고 있답니다.

새로운 습관을 들이고 싶으세요? 의지나 결심도 중요하지만, 습관을 들이기 쉬운 '환경'을 먼저 만들어보세요.

효과적인 하체스트레칭

보이지 않지만, 느낄 수 있지

오늘 안내드린 노궁혈은 한의학에서 말하는 경혈 중 하나에요. 한의학에서 모든 생명체는 에너지로 채워져 있고, 특히 인간의 몸에는 에너지가 흐르는 특정한 길이 있다고 보는데요. 그 길 중에 에너지가 모여있는 곳을 '경혈'이라고 부릅니다. 그리고 이곳에 침을 놓아서 에너지를 깨우는 치료를 하는 거죠.

에너지라는 말을 자주 쓰곤 하죠? 우리 말로는 '기운'이라고 할 수 있을거예요. '기운이 없어, 기운이 세, 기운을 채워. 기운이 달려.' 같은 표현으로요.

에너지는 눈으로 볼 수는 없지만, 분명히 느낄 수 있습니다. 어떻게 먹고, 어떤 생각을 하고, 어떤 감정을 느끼며, 어떻게 자고, 또 움직이는지가 조화를 이룰 때, 그 에너지는 우리 안에 모였다가, 주변으로 퍼져 나가죠.

손바닥 안의 '피로의 집'을 톡톡톡 두드려 보세요. 당신의 손에서 따듯하고, 가벼운 기운을 먼저 느껴보세요. 자연스럽게 주변으로도 그 온기가 전해질 거예요.

노궁혈 두드리기

햇빛과 좋은지방, 건강을 위한 완벽한 콤보

비타민D가 햇빛 비타민이라는 사실, 알고 계시죠? 햇빛을 충분히 받아야 몸에서 비타민D가 충분히 합성돼 뼈 건강도 좋아지고, 면역력도 강화됩니다. 기분 조절에도 햇빛만한 게 없죠!

그런데 비타민D는 지용성이라, 몸에 좋은 지방이 있을 때 흡수가 더 잘 된다는 사실! 그래서 좋은 지방(불포화 지방)이 들어있는 음식을 먹고, 햇빛도 쪼이는 게 중요해요.

또 지방은 호르몬을 만드는 데 중요한 역할을 합니다. 특히 에스트로겐 같은 호르몬은 월경 주기 조절, 생식 건강, 갱년기 증상 완화에도 도움이 되는 것으로 알려져 있어요.

오늘 움직임과 함께 햇빛, 좋은 기름을 챙기세요.
생명력과 에너지를 높이는 하루 되실거예요.

생식기 건강 박수

달리기, 의외의 효과

어렸을 때 집 근처 운동장을 자주 달렸어요. 좋아하는 음악을 들으며 실컷 달리고 나면, 감정이 풀렸죠. 그렇게 마음이 어지러울 때, 괜찮아질 때까지 달렸던 기억이 납니다.

지금은 이른 아침, 햇살을 받으며 달리는 그 자체가 목적이에요. 가끔은 달리기 전에 문득 생각을 던질 때도 있어요. '지금 이럴 때, 어떻게 하는 게 좋을까?' 그리고 곧 잊어버립니다. 그런데 달리고 나면, 지금 할 수 있는 무언가가 떠올라요. 참 신기하죠.

달릴 때, 뇌는 할 일이 많아집니다. 체온 조절, 땀 분비, 호흡 변화, 주변 자극에 반응하는 일까지요. 그 과정에서 뇌는 자연스럽게 덜 중요한 일들, 잡생각이나 걱정들에 대한 주의를 줄이게 돼요. 뇌도 신체 기관이니까, 에너지를 써야 하는 일들이 많아지면 중요하지 않은 것들은 뒤로 미루게 되는 거죠. 그러면서 오히려 문제의 실마리를 찾아냅니다.

혹시 요즘 감정과 생각으로 에너지를 많이 쓰고 계시나요? 그렇다면 5분, 10분이라도 가볍게 달려보세요. 해결책이 슬쩍 떠오를지도 모릅니다. 그렇지 않더라도, 기분 전환엔 분명 도움이 될 거예요

튼튼한 종아리 단련1

근육이 많을수록 건강하다?!

가끔 저는 제가 경계선에 있는 것 같다는 생각이 들어요. 예를 들면, 친구 두 명이 "아침을 먹는 게 좋아!" vs "아니야, 안 먹는 게 좋아!" 하고 논쟁할 때, 저는 "둘 다 괜찮지 않아? 각자 좋은 걸 하면 되지!"라고 말하다가 둘 모두에게 핀잔을 들었던 적이 있거든요.

근육에 대해서도 비슷한 느낌이 들어요. 근육을 키워야 한다는 의견과, 필요한 만큼만 있으면 된다는 의견, 둘 다 나름의 타당함이 있어요.

특히 어르신들은 근력이 부족하면 낙상 사고나, 뇌 기능 저하까지 부정적인 경험을 할 수 있죠. 그리고 요즘 많은 사람들은 일상에서 힘을 쓸 기회가 거의 없기 때문에, 근력 운동은 필수라고 생각해요. 그래서 저도 요가 외에 근력을 챙길 수 있는 움직임을 강조하는 편입니다.

그런데, 단지 근육을 키우기 위해서 근력 운동을 하는 것에는 의문이 들어요. 근육이 많으면 무조건 건강하다는 시선에도 쉽게 동의하기 어렵고요. 근육을 많이 키우려면 고단백 음식을 많이 먹어야 하잖아요. 그럼 많이 먹고, 많이 움직이는 게 정말 효율적일까? 필요 이상으로 몸에 부하를 주는 게 과연 건강한 방법일까? 하고요.

결국 중요한 건 조화와 균형 아닐까요? 자신의 필요에 따라 근력 운동을 더하거나 덜 할 수 있다면, 그게 진짜 건강한 상태가 아닐까 싶습니다.

튼튼한 종아리 단련2

직각 어깨가 있다는 착각

어깨가 앞쪽으로 말려있는 체형을 라운드 숄더(둥근 어깨)라고 하는데요. 날개뼈는 보통 앞쪽으로 30도 정도 기울어져 있기 때문에, 어깨가 앞쪽을 향해 둥근 것은 보편적인 인간의 어깨 구조입니다. 다만 생활 습관으로인해 너무 심한 경우, 통증이 생기고 호흡의 효율이 떨어지기 때문에 어깨를 펴자고 하는 것이죠.

우리 몸에 직각이나 직선은 없습니다. 어디든 둥글고, 곡선으로 이루어져 있어요.

팔꽈배기

이름에 숨겨진 요가 자세의 힌트

오늘 동작은 제가 온몸을 느끼고 싶을 때, 자주 선택하는 아사나입니다. 이름에서 그 의미가 드러나죠. 프라사리타(Prasarita)는 몸이 확장된 상태를 뜻하고, 파도딴아사나는(Padottanasana) 발로 강하게 지지하는 동작이라는 의미예요.

발끝에서 시작한 든든한 힘을 몸 뒷면 전체, 어깨와 팔, 손끝까지 연결합니다. 시선을 한곳에 두고 숨을 쉬면, 지금 내 몸의 구석구석을 들여다볼 수 있어요.

요가 동작의 이름을 뜯어보면, 이 동작에서 무엇을 수련해야 할지, 왜 이 동작을 하는지 힌트를 얻을 수 있습니다. 무조건 늘리고, 찢으라는 의미를 가진 이름은 없어요.

오늘 동작을 어떻게 경험하셨나요? 발이 나무의 뿌리처럼 단단하셨나요? 상체를 숙였지만, 몸이 더 활짝 열린 느낌이 드셨나요? 숨은 편안하셨나요?

프라사리타C

몸과 마음의 주인은 미생물?!

인간의 몸에는 약 28~36조 개의 세포가 있다고 알려져 있습니다. 그런데 장 속에는 약 40조 개의 미생물들이 살고 있어요. 우리 몸의 세포 수보다, 장 속에 사는 미생물이 훨씬 많습니다. 그러니 우리가 미생물을 품고 사는 것인지, 아니면 미생물에 기대어 사는 것인지 헷갈릴 정도죠.

장 속 미생물들은 음식의 소화와 흡수를 돕고, 면역 체계를 강화하며, 유해균이 자라는 것을 막습니다. 우리가 미생물에게 좋은 먹이를 줘야 우리도 건강해집니다. 공생 관계예요.

뿐만 아니라, 유익균은 정신 건강에도 영향을 미쳐 스트레스와 불안을 줄이는 데 도움을 주는 것으로 밝혀졌습니다. 뱃속 미생물의 건강이 감정과 기분에도 영향을 미친다는 건데, 그래서 옛말에 장을 '복뇌(뱃속의 뇌)'라 불렀던 게 아닌가 싶습니다.

장 속 미생물이 좋아하는 음식은 통곡물, 야채, 과일 같은 것이에요. 반면, 가공식품은 미생물의 먹이가 되지 못하죠. 가공식품을 먹은 날과 건강한 음식을 먹은 날, 기분을 체크해 보시는 것도 재미있는 실험이 될 것 같아요.

우리가 느끼는 '기분'이란 게 과연 나의 것일까요? 아니면 장 속에 사는 미생물들의 상태일까요? 미생물의 건강이 몸과 마음에 드러날 수 있지만, 그 미생물의 상태를 결정하는 선택권은 우리에게 있습니다.

안쪽 허벅지스트레칭1

건강한 장요근을 위해

어떤 근육이든 늘어난 상태나 짧아진 상태로 멈추면 그 근육이 가진 기능을 충분히 발휘하기 어렵습니다. 근육은 수축과 이완을 통해 힘을 만드는 조직이기 때문이에요.

오늘 안내드린 장요근은 오래 앉아있으면 짧아진 채 굳기 쉬운 근육인데요. 그 상태에서는 힘을 만들어내기가 어렵습니다. 무작정 늘리는 스트레칭으로 탄성을 잃은 근육도 역시 마찬가지입니다.

장요근은 상체와 하체를 연결하면서, 편안한 호흡에도 영향을 미치는 중요한 근육입니다. 수월한 호흡과 효율적인 움직임을 위해 수련해 보세요.

속근육 힘기르기

지금, 낯선 곳에 나를 데려다 놓기

새로운 환경에 자신을 두고 싶을 때, '몸'은 꽤 쉽고, 효과적인 터전이 됩니다. 당장 어딘가로 여행을 떠날 필요도 없고, 돈이 들지도 않아요. 평소에 자주 하지 않는 동작에 내 몸을 데려다 놓는 것만으로도 훌륭한 조건이 갖춰지니까요.

낯선 자세에서 새로운 감각을 더듬다 보면, 그 순간에 집중할 수 있고, 그때 새로운 몸과 또 다른 마음을 만날 수 있습니다. 요가 수련자들이 누리는 특혜죠. 그리고 강사로서 요가라는 방법을 만나고 나누는 건 행운이라고 생각합니다.

이 동작은 요가를 처음 배울 때 제가 어려워했던 자세이기도 합니다. 지금은 편안해졌지만, 여전히 어떤 지점에서는 온몸이 떨리고, 부담스럽기도 해요. 수련이 익숙하고 편안해질 때, 그 익숙함에서 벗어나 서둘러 돌아오는 자세! 나누고 싶었습니다.

몸 뒷면 스트레칭

아프다 대신 쓸 수 있는 말

수업에서 자주 듣는 말 중 하나가 '아프다'입니다. 특정 동작에서 통증을 느끼거나, 생활습관 때문에 몸이 불편할 때, 대부분 '아프다'라고 표현하시는 것 같아요.

그럴 때 조금 다르게 표현해 보시기를 제안드리는데요. 예를 들면, 근육이 뭉쳐서 두꺼워진 상태를 '아프다'고 말할 수 있고, 과한 스트레칭으로 근육이 늘어나서 굳어진 상태도 '아프다'라고 할 수 있으니까요.

우리 모두 자신의 몸 외에는 다른 사람의 몸을 직접 경험할 수 없기 때문에, 나의 아픔이 다른 사람의 아픔과 같은지 다른지 정확히 알기 어렵습니다. 그래서 자신의 감각을 조금 더 섬세하게 느끼고 표현해 보려는 시도는 큰 도움이 됩니다.

'아프다'라고만 하면 내가 손쓸 수 없는 것처럼 느껴지지만, 구체적으로 표현된 불편함은 어떻게든 해결할 수 있을 것 같은 기분을 주니까요. 더 명확한 자기이해가 가능해집니다.

여기, 다양한 감각을 나타내는 표현들이 있습니다. 당신의 일상에서, 혹은 수련 중에 느끼는 감각과 비슷한 게 있다면, '아프다' 대신 사용해 보세요. 그러면 운동 강사나 의료진으로부터 더 구체적이고 적절한 도움을 받으실 수 있을 거예요.

뻐근하다. 욱신거리다. 무겁다. 따끔거린다. 저리다. 쑤신다. 찌릿하다. 얼얼하다. 뻣뻣하다. 둔하다. 시리다. 결리다. 시큰하다. 찌뿌둥하다. 묵직하다. 답답하다. 쪼이다. 몸의 불편함을 표현하는 것부터가 치유의 시작될 수 있습니다. 내 몸의 소리를 듣고, 그것을 표현하는 연습을 통해 건강하고 편안한 상태로 나아가실 수 있기를 바랍니다.

안쪽 허벅지스트레칭2

우리 몸의 숨은 지지대

대나무는 위로 길게 자라죠. 땅속에서 다른 나무들과 뿌리로 이어져 견고하지만, 줄기의 가로 마디도 나무를 지탱하는 중요한 역할을 합니다.

인간의 몸도 마찬가지예요. 두 발로 서 있는 우리는, 네발 동물에 비해 구조가 불안정하죠. 하지만 우리 몸에도 대나무 마디처럼 가로막이 있습니다. 서 있는 동물이기에, 이 가로막의 역할이 더욱 중요합니다.

대표적인 가로막으로 발바닥을 이루는 족저근막, 골반을 받쳐주는 골반저 근육, 그리고 갈비뼈 아래를 지탱하는 횡격막이 있어요.

이 가로막들의 탄력 덕분에 우리는 걷고, 배변을 하고, 숨을 쉴 수 있습니다. 가로막의 기능이 약해지면, 잘 걷기도 어렵고, 배변을 조절하기도 힘들죠. 숨도 빠르고 거칠게 쉬게 됩니다.

가로막은 보이지 않고 느끼기도 어렵지만, 중력에 맞서 우리 몸을 떠받쳐주고 있는 아주 중요한 기관입니다.

토끼자세 목스트레칭

몸의 중심, 골반저근 건강을 위한 팁

몸속 가로막 중, 골반 아래쪽에 있는 근육 조직을 소개합니다. 영상에서 설명드린 것처럼, 골반 아래에는 두 개 층의 근육과 근막 그룹이 있습니다. 이 근육들은 장기의 무게를 받쳐주고, 배설을 조절하죠.

오랫동안 의자에 앉아 있으면, 골반저근이 눌리고 늘어난 채로 굳어지기 쉽습니다. 골반저근은 발바닥 근막에서 시작해 횡격막, 그리고 혀의 뿌리까지 이어지며 우리 몸의 중심(코어)을 이뤄요. 이 근육의 탄성이 몸을 바로 세우고 걷는 데에도 중요한 역할을 합니다.

오늘 동작이 어색하고 낯설었다면, 이런 방법도 있습니다. 소변을 볼 때 의도적으로 소변을 멈춰보세요. 사람이 가득 찬 엘리베이터에서 방귀를 참는 상황을 상상해 보세요.

이때에도 골반저근이 수축합니다. 그런 상황을 상상하며 근육을 느껴보는 것도 좋은 연습이 될 거예요. 언제 어디서든 몸의 중심을 느끼고 싶다면, 지금 바로 한번 해보시는 건 어떨까요?

골반 아래 근육 운동

참고 서적)
제니퍼 건터, 질 건강 매뉴얼, 내 몸의 힘을 지키는 여성 건강 바이블, 제프리 블랜드, 글항아리 사이언스, 2022

둥글고 강한 힘

우리 몸 대부분의 관절은 축을 기준으로 회전합니다. 손가락을 까딱하는 작은 움직임부터, 오늘처럼 몸 전체를 움직이는 동작까지 모두 회전하는 움직임이죠. 그리고 이런 원운동은 자연스럽게 힘을 만들어냅니다.

몸속에서도 대표적인 회전이 일어나고 있습니다. 바로 체내 순환이죠. 먹은 음식이 몸을 돌아 배설로 이어지는 과정, 혈액이 흐르는 길, 체액이 몸 곳곳을 순환하는 일들. 지금 이 순간에도 몸 안팎에서 우리는 계속 돌고 있습니다.

우리의 생각과 감정은 어떨까요? 우리는 얼마나 새로운 생각을 받아들이고, 이미 달라진 마음을 떠나보내고 있을까요?

잘 돌지 못하는 것들, 드나들지 않고, 이미 결론난 것들은 회전하기 어렵습니다. 회전은 똑같은 일의 반복이 아니예요. 우리 몸과 마음은 단 한 번도 똑같은 순간을 경험한 적이 없으니까요.

온몸으로 X자 운동

움직임을 깊이 이해하려면

오늘 동작을 따라 하실 때, 앞에 카메라를 두고 촬영해 보시면 어떨까요? 그리고 양쪽 다리의 움직임을 '눈으로' 관찰해보세요. 그때 느낀 '감각'과 눈으로 확인한 모습이 얼마나 비슷한지 다른지 가늠해 보세요. 그렇게 고관절과 조금 더 친밀해질 수 있답니다.

동작이 익숙해지면, 고개를 숙여 눈으로 확인하지 않고, 앞을 본 채로 관절을 회전해보세요. 우리의 몸은 감각을 통해서도 충분히 움직임을 인지할 수 있습니다.

눈으로 확인하는 것도, 보지 않고 느껴보는 것도 모두 좋은 방법입니다. 눈으로 봐야만 알 수 있는 것도 아니고, 감각에만 의존해서도 충분히 파악하기 어려운 것들이 있으니까요. 이 두 가지 방식을 함께 사용해 보면, 몸과 움직임에 대한 이해가 훨씬 깊어질 거예요.

고관절 X자 운동

효율의 대명사, 물고기

'불필요한 힘은 빼고, 필요한 곳에 힘을 채워보세요.'

요가 수업에서 자주 드리는 이 안내는 여러분의 일상으로도 스며들 수 있어요. 예를 들면, 꼭 쥐고 있는 손의 힘이나, 미간의 긴장을 알아차리고, 천천히 풀어놓는 것이죠.

물고기는 '효율'의 대명사입니다. 물살을 가를 때 저항을 덜 받도록 진화한 몸의 구조가 그렇고요. 평소에는 에너지를 아끼며 최적의 유영 속도를 유지하다가, 사냥을 하거나 위험을 피할 때는 단번에 속도를 최대로 높입니다. 이동할 때는 꼭 무리를 지어 물살의 저항을 최소화하는 본능을 발휘하고요.

오늘 자세에서 당신의 숨을 깊이 느끼며 머물러보세요. 물살에 몸을 맡기고, 유유히 헤엄치는 물고기가 된 것처럼요. 그리고 정말 필요한 곳에 에너지를 집중해 보세요. 물고기가 먹이를 재빨리 낚아채는 것처럼요.

물고기 자세

지금 바로 잠들고 싶다면?

이미 잘 시간인데, 잠이 안 올 때 숨을 활용해 볼 수 있답니다. 숨을 참는 것인데요. 억지로 오래 참는 게 아니라 숨이 다 나가면 마시지 않고 멈춘 상태를 유지하는 거예요. 그리고 마시고 싶을 때, 다시 천천히 마십니다. 숨을 참는 구간을 두면서, 호흡을 조절하다보면 어느 새 눈을 떴을 때 아침이 되어 있는 경험을 하실 수 있어요.

숨을 참으면, 잠시동안 몸 안의 산소량이 줄어들고 이산화탄소량이 늘어나요. 그 상태가 미주신경(부교감 신경 중 하나)을 자극해 심박수를 낮추고 신경계를 안정시킵니다. 또한 숨을 참는 행동 자체가 호흡에 집중하게 해서 불안이나 스트레스를 줄이는 효과가 있어요.

혹시 잠들지 못하는 밤, 당신의 숨을 충분히 만나보세요!

천골 두드리기

갇힌 숨을 터 보아요

가슴과 등을 움직이려고 할 때 감각이 잘 안느껴지거나 잘 못 움직이겠다는 피드백을 자주 받아요. 숨을 깊게 쉬고 싶은데, 뭔가 갑갑하다는 말씀도요.

가슴과 등은 갈비뼈로 이어져 마치 새장과 같은 구조를 하고 있답니다. 폐와 심장을 보호하기 위해서죠. 그래서 목과 허리처럼 움직이기는 어려워요.

하지만 장기를 보호하는 동시에 호흡을 위한 구조물이기 때문에 갈비뼈의 일부는 부드러운 연골을 포함합니다. 이렇게 진화했다는 게 놀라울 따름이에요.

그런데 가슴과 등에 지속적인 압박을 주거나 움직이지 않으면 숨쉬기가 점점 더 힘들어집니다. (여성들은 사춘기때부터 속옷으로 명치 둘레에 지속적인 압력을 주죠). 앞서 말씀드린 것처럼, 숨이 잘 안 쉬어지는 것 같고 갑갑해요.

오늘 영상은 손과 팔을 움직이는 것처럼 보입니다. 그런데 실제로 팔을 움직이고, 손끝을 밀고 당길 때, 가슴과 등이 따라 움직이는 걸 느끼셨을 거에요. 그렇게 가슴과 등을 천천히 깨워보시면 좋겠습니다. 신기하게 숨이 트여요. 숨을 깊게 마시려고 하는 것보다, 숨이 알아서 들어오고 나갈 수 있도록 조건을 만들어주는 게 더 중요하답니다.

오늘 움직임으로 여러분의 숨이 더 편안해지셨기를 바랍니다. 느긋한 숨은 다정한 몸으로, 섬세한 마음으로 또 이어질 거에요.

깊은숨을 위한 움직임

제일 건강한 상태를 뜻하는 말은?

요가강사로서 건강을 위한 여러가지 제안을 드리지만, 때론 저의 응원이 부담이 될 수도 있겠다는 생각을 할 때가 있어요. '더 건강하게'가 오히려 반감이 들 수 있으니까요.

다행히 건강에 대한 저의 정의가 '스스로를 돌보고 운용할 수 있는 상태'이기에 단지 더 유연해지기 위해, 혹은 더 근육질 몸매를 가꾸기 위해, 수련생분들을 독려하는 게 아닌 점이 다양한 시도를 권할 수 있는 밑바탕이긴 합니다.

최근에 저희 엄마가 계단을 걸어 올라가시다가, 그냥 한 번 뛰어봤다는 이야기를 하셨어요. 못 할거라고 생각해서 아예 시도를 안 해보셨다가 뛰어 올라가보니 '할 만 하셨다'고요.

딱, 저 표현이 우리의 건강을 알 수 있는 말 아닐까?라는 생각이 들었습니다.

'할 만하네.'에는 '시도'가 있고, '행동'이 있거든요. '자신의 주관적인 느낌과 알아차림'이 있습니다. 그것만큼 건강한 상태가 있을까요? '할 만하네'를 확장해 볼 수도 있겠습니다. '야채도 먹을만하네' '철봉에 매달릴만하네' '이 정도는 걸을만하네' '요가도 할만하네'

오늘 당신의 일상에서도 '할만한 것'들을 만나시기를 빌어요!

상체관절 모닝루틴

Part. 마음

쉼표 찍는 법

우리는 일을 잘 하는 법, 좋은 관계를 맺는 법, 돈을 잘 버는 법에 꽤 몰두합니다. 어떻게 하면 자기만의 방식을 찾을 수 있을까? 고민하고, 시도하죠.

그렇다면 회복하는 방법은요? 당신은 언제, 어떤 방법으로 쉬나요? 아직 자기만의 쉬는 방법을 만나지 못했다면, 다른 사람의 경험이나, 매체의 제안이 시작점이 될 수 있어요.

어떤 사람은 낯선 곳을 여행하며 쉽니다. 어떤 사람은 단식으로 몸을 쉬게 하고요. 어떤 사람은 의미있는 대화 속에서, 어떤 사람은 햇빛 아래를 걸을 때 쉰다고 느낍니다. 또 어떤 사람에게는 좋아하는 일을 하는 자체가 쉼이 되기도 합니다. 누군가는 그저 가만히 쉬죠.

진정한 회복은 자신의 리듬과 필요를 들어주는 것. 자신을 가만히 따라가며 이야기를 듣는 데서 시작합니다.

언제, 어떻게 쉬세요?

과정의 힘

혹시 그런 적 있으세요?

기대했던 마음이 무력해지거나, 불안한 마음이 두려움으로 변한 적이요. 그 마음을 하나하나 글로 적으며, 감정을 풀어내던 시기가 있었어요.

글로 쓴 '결론'과 내 마음이 꼭 맞지 않아 혼란하기도 했지만,
써 내려가는 '과정'에서 발견한 것들 덕분에 마음이 밝아지기도 했습니다.

요가를 통해 몸으로도 감정을 흩어낼 수 있다는 걸 배우고 있습니다. 그 '행위'에 집중하다 보면, 신기하게 '지금, 여기'로 돌아올 힘이 채워져있곤 합니다.

나마스떼 실험 해보실래요?

'나마스떼'는 인도의 인사말입니다. 그런데 단순한 인사 이상으로 깊은 의미를 담고 있어요. 당신의 외모, 직업, 지위, 성별, 종교를 넘어 당신이라는 존재 그 자체로 존중한다는 뜻이랍니다.

혼자 '나마스떼 실험'이라는 이름을 붙이고 해본 것이 있어요.

빵집에 들어설 때, 카페에 손님이 들어올 때, 낯선 사람들이 모인 목욕탕 안에 몸을 담그면서, 나마스떼의 의미를 떠올리며, 속으로 혼자 인사를 했습니다.

자신의 상태를 나마스떼로 결정하고, 외부의 상황을 마주하면 무슨 일이 일어날까요? 나를 찾아오는 것들을 환대의 마음으로 받아들이다면요.

흥미롭게도, 실험할 때마다 꽤 신기한 경험을 하곤 했습니다.

혹시 당신의 삶에서 어떤 일이 일어날지 궁금하시다면, 실제로 해보세요. 그리고 나누고 싶은 게 생기면, 저에게도 알려주시면 좋겠습니다.

나마스떼

체육시간

어렸을 때 사촌들이 모이면, 유행하는 노래에 맞춰 신나게 춤을 췄습니다. 조금 더 커서는, 집에 아무도 없는 순간을 기다렸다가 이어폰을 꽂고, 막춤을 췄고요. 제 안에는 늘 '마음껏 움직이고 싶은 마음'이 도사리고 있었던 것 같습니다. 성인이 되어서는 스스로를 운동신경이 둔한 사람으로 말하긴 했지만요.

스스로를 운동보다 책상이랑 더 어울리는 사람으로 결정한 건, 아마 중학교 2때부터였던 것 같습니다. 다리 벌려 앞구르기에서 D를 받고, 유연성 테스트에서 꼴찌를 한 그 순간부터요. 모두 고관절을 잘 움직여야 하는 동작이네요.

지금의 제가 그 때로 돌아간다면, 점수가 어쨌든 더 신나게 공을 차고, 열심히 달렸을 것 같아요. 그리고 집에 돌아와서는 고관절을 살살 풀어주며, 제 몸을 있는 그대로 경험했겠죠.

그 점수가 제 몸을 다 표현할 수 없다는 걸 이제는 아니까요.

그리고 어른이 된 지금, 요가원에서 만나는 청소년 친구들에게 지금 제가 느끼는 걸 알려줄 수 있어 다행입니다. 움직이는 것의 즐거움, 몸을 경험하는 기쁨, 몸과 마음을 돌보는 것의 중요함을요.

불뚝 솟은 마음 붙들기

'이렇게는 살고 싶지 않아.'
강력하게 변하고 싶었을 때, 불뚝 솟았던 마음이 있었어요.
그 마음 하나로 좌충우돌하며 시도했던 것들이 있습니다.

삶에서 무언가 불편하다면,
그것을 알아차리고,
지금까지와 전혀 다른 방법으로 자신을 실험해 볼 필요가 있습니다.

입춘, 절기가 다시 새봄을 맞았는데요.
여러분들은 어떤 것들을 떨쳐내고, 새로운 행보를 실천하실지 궁금합니다.

당신밖에 할 수 없는 일이에요

건강을 위해 요가를 수련한다면,
무엇보다 몸이 보내는 신호에 귀 기울이는 것이 중요합니다.

강사의 안내가 큰 도움이 될 수 있지만,
결국 어디까지 움직일지, 그 경계를 느끼고 판단할 사람은 바로 당신이니까요.

이렇게 몸과 대화를 이어가다 보면, 우리는 비로소 "내 몸과 가까워졌다, 친해졌다"라는 느낌을 받습니다. 그리고 그건 분명한 건강의 징표입니다.

낱낱이 흩었다, 하나로 합치기

저는 건강을 되찾기 위해 요가를 시작했습니다. 더 정확히 말하자면, '이렇게 살다가 정말 죽을 수도 있겠구나!'라는 절박한 심정이었어요.

요가 수련을 통해 얻게 된 건, '어느 정도의 통합'이었습니다. 저 멀리 있는 것처럼 느껴지던 몸과 조금씩 가까워지고, 내 마음 같지 않던 마음의 꼬락서니를 이해하기 시작하면서, 그러니까 조금씩 '통합'해가면서 천천히 건강을 되찾을 수 있었어요.

(아이러니하게도, 통합을 위해서는 오히려 몸과 마음을 샅샅이 해체하고, 세세하게 들여다봐야 한다는 것을 배웠습니다.)

'어느 정도의 통합'이라고 표현한 이유는, 앞으로 더 통합해 갈 부분이 있기 때문인데요. 이제라도 알아 다행이지만, 십 년 넘게 수련을 해도 '아직도 이 정도야?'하는 순간이 있습니다.

여러 가지 통합이 있을 것 같아요. 누군가는 몸의 불균형을 통합하고, 누군가는 내면에서 경험하는 마음과 겉으로 표현하는 마음을 통합하고, 또 누군가는 몸과 마음을 통합하고, 누군가는 지금, 이 순간으로 통합하려고 수련합니다.

당신에게도 여쭤보고 싶은데요. 요가 수련을 하신다면, 당신은 삶에서 어떤 것들을 통합해가고 싶으신가요?

아, 요가(yoga)의 어원이 'Yuj', 즉, '통합'입니다.

그때는 맞고, 지금은 틀리다

과거에 당연했던 것이 지금은 납득하기 어려운 경우가 있죠. 마찬가지로, 지금 우리에게 자연스러운 것들이 미래에는 달라질 수 있을 거예요.

과거의 인간 노예 제도는 그 당시에는 당연하고 자연스러웠습니다. 법으로 보호를 받을 정도였으니까요. 하지만, 기술이 발전하면서 노예가 필요 없어진 지금, 우리는 그 제도가 얼마나 잔인했는지 압니다.

그러면 지금 우리에게 당연한 것들이 미래에는 이상하게 여겨지지 않을까요? 생명공학 기술이 더욱 발전해 공장식 축산이 필요 없어진다면, 미래 세대는 오직 먹기 위해서 동물을 키우고 죽이며, 그 과정에서 공해를 일으키는 지금 우리의 상황을 미개하게 느낄지도 모르겠습니다.

그러면 지금 우리가 할 수 있는 건 무얼까요? 새로운 것들에 마음을 열고, 탐험하고, 모험하는 태도가 아닐까요? 지금 당연해 보이는 것들이 언제든 변할 수 있다는 가능성을 마음에 품은 채로 말이죠.

봄이 홀랑 가버리기 전에

각자 마주하는 봄, 저마다 다르겠죠?
당신은 언제 봄이 왔다고 느끼시나요?

겨우내 닭들이 알을 낳아주어서, 든든한 겨울을 보냈는데요.
어제부터는 닭이 알을 품더라고요.
겨울에는 알을 낳아도 품지 않았거든요.

그런데 낮에 기온이 올라가니, 이제 알을 품어요.
신기하게도 새끼가 자라기 좋은 시기가 되었다는 걸 아는 거겠죠.

한 달 후면, 병아리가 태어날 겁니다.

금방 지나가버리는 봄!
코 앞에 두고 온전히 느끼려면,
'지금 여기'에 머물러야겠어요.

손에 담긴 마음

'누군가의 손을 이렇게 편안한 마음으로 잡을 수 있다는 건 참 감사한 일이야.'

아무리 남편이라 해도, 다른 사람의 손을 잡을 수 있다는 것, 그게 허락된다는 건 벅차고도 저릿한 기분입니다. 더욱 다행인 것은, 우리가 서로의 손을 잡는 이 행동을 당연하게 여기지 않는다는 점인데요.

'손에 마음이 담겨있다, 마음이 손으로 드러난다'는 말이 있죠.

마음과 이어진 이 손으로, 오늘은 누군가의 등을 쓸어주는 하루를 보내 보겠다고 다짐합니다.

그전에 손이 부드럽고 따듯하도록 활짝 열고 움직여야겠어요.

요가 자세 배우기와 요가 자세 되기

수업에서 청소년 친구들에게 바나나 자세를 안내한 적이 있어요.

어떤 친구가,
'야, 바나나는 한 송이로 뭉쳐 있잖아. 우리 손잡자, 이리로 모여!!'
그러더니 우르르 겹쳐져서 바나나 한 송이가 되었답니다.

바나나 '자세'는 필요 없었고,
그저 하고 싶은 대로 '바나나 자체가 된 모습'이 너무 사랑스러웠어요.

저는 바나나 자세를 '배웠지만'
친구들은 바나나 '되기'를 선택했던 거예요.

휴식이 필요할 때, 바나나 자세를 수련합니다.
그런데 친구들은 휴식보다 옆에 있는 친구들과 더 움직이며 놀고 싶었던 거죠.

홀로 누워 회복하는 바나나,
함께 모여 송이를 이루는 바나나,
당신은 오늘 어떤 바나나 되기를 선택하시겠어요?

엄마 닭을 따라 요가 수련하기

닭이 본격적으로 알을 품기 시작했습니다. 밥을 먹으러 나오지도 않고, 닭장을 열어도 꿈쩍하지 않아요.

엄마 닭은 마치 두 가지 수련을 동시에 하고 있는 것처럼 보입니다. '알 품기'라는 한 가지 일에 완벽히 집중하면서, 동시에 움직이지 않고 고요하게 '쉬는' 시간을 보내고 있어요.

닭은 주변의 소리나 자극에 굉장히 예민한 동물이거든요. 그런데 알을 품을 때만큼은, 외부 상황이나 소란함에 아랑곳하지 않고 오로지 알만 품습니다.

밥도 먹지 않고 알만 품는 모습이 안쓰럽기도 해요. 그런데 다른 측면에서 보면, 그동안 주변 상황에 예민하게 반응하던 닭이 오히려 지금은 고요하게 쉬는 것처럼 보이기도 합니다.

물론 모든 게 제 해석일 뿐, 엄마 닭은 그저 본능에 따라 알을 품는 거겠지만요.

엄마 닭을 따라 수련하기, 하루 중 5분이라도 몸과 마음에 집중하고, 동시에 고요히 쉴 수 있는 시간을 가져보세요. 짧은 시간이지만 큰 회복의 힘으로 돌아올 거예요.

목소리 내기

소리를 내세요.
목은 마음을 표현하는 시작점입니다.

인도에서는 비슈다 차크라(Vishuddha Chakra: 목에 있는 에너지 센터)가 건강할수록 자신의 아이디어, 견해, 감정을 더 자유롭고 창의적으로 표현할 수 있어요. 비슈다 차크라의 균형은 우리의 의사소통 능력과 진실한 자기표현에 핵심적인 역할을 합니다.

반대로 자신의 생각과 감정을 억압하거나 충분히 표현할 기회를 가지지 못했을 때, 혹은 목을 혹사했을 때, 그 균형이 깨지면서 목 건강에 문제가 생긴다고 하죠.

우리를 정직하고, 진솔하게 표현하는 연습을 하다 보면, 목의 뻣뻣함과 긴장이 안에서부터 풀리지 않을까요?

*비슈다 차크라(Vishuddha Chakra)는 일곱 개의 주요 차크라(에너지 센터) 중 다섯 번째로, '목 차크라' 또는 '인후 차크라'로도 불린다. 산스크리트어로 '비슈디'는 '순수함'을 의미하며, 이 차크라는 의사소통, 자기표현, 진실성, 창의성과 깊은 관련이 있다.

몸을 준비해, 마음이 담기도록!

원치 않는 감정에 휩싸인 적 있으시죠? 그리고 그 감정이 태도와 행동으로 번질 때도 있고요.

조금 불안했을 뿐인데, 스스로 그 불안을 증폭시키고 있었다는 걸 한참 에너지를 쏟고 나서야 알아차리기도 합니다.

매일 매트에 서면서 배우는 것은, 행동을 통해 감정을 조절할 수 있다는 사실이에요. 당신이 원하는 감정, 겪고 싶은 감정에 어울리는 행동이나 몸짓을 먼저 해보시기를 권해드립니다.

그 과정을 관찰하다 보면, 격렬했던 감정이 점점 흐려지거나, 순식간에 달라지기도 하는 걸 경험하실 거예요.

감정의 속성이 '변하는 것'이라는 사실을 몸과 마음으로 알게 되면, 다른 감정을 마주할 때에도 '훗, 와보시지?' 정도의 상태로 맞이하고, 잘 흘려보낼 수 있지 않을까요?

단 한 줄 일기

기록하는 걸 좋아하세요? 똑같은 하루를 보내도, '기록'을 염두에 두면 그 순간에 더 깊이 집중할 수 있습니다. 적지 않았다면 그냥 지나쳤을 순간인데, 기록을 통해 다시 만나는 기쁨이 꽤 쏠쏠합니다.

한 달에 한 번, 한 달 월기를 쓰고 있어요. 다이어리에 적은 '한 줄 일기'를 블로그에 옮기는 작업이에요. 놓치는 날이 많을 때도 있지만, '한 줄'이라서 계속 이어가고 있답니다. 한 장도 아니고, 한 줄이라니. 별것 아닌 것 같지만. 한 달에 한 번 포스팅을 할 때마다, 1월부터 썼던 것을 다시 읽는 게 큰 도움이 됩니다.

지금 내가 어디에 있는지, 어디로 향하고 있는지 모르겠을 때, 제 기록이 저를 이끌기도 하거든요. 시도한 것, 달라진 것, 진행 중인 것, 깨달은 것, 그만둔 것, 어려워한 지점, 다짐한 것들이 있네요. 기록하지 않았다면, 이런 생각을 했었는지조차 까맣게 잊었을거예요.

하루에 한 장씩 썼다면 다시 읽지 않았을 것 같아요. 한 줄이기에 매달 다시 읽을 수 있습니다. 혹시 열심히 살고 있는 것 같은데, 돌아보니 뭐 했지?라는 기분이 드신다면, '단 한 줄의 일기'를 권해드립니다.

1월부터 시작할 필요는 없어요. 언제든 지금, 여기에서 시작하는 게 중요하니까요.

옆구리를 찌르는 사람

'넛지(Nudge)'라는 말, 들어보신 적 있으세요? 원래 팔꿈치로 슬쩍 찌른다는 뜻이에요. 친구와 함께 길을 가다가, 왠지 마음에 드는 식당을 발견했을 때,'여기 한 번 가볼까?'하며 친구의 옆구리를 콕 찌르는 모습, 바로 그게 넛지랍니다.

넛지는 다른 사람이 더 나은 선택을 하도록 부추기는 방식이에요. 몸짓도 그 안에 담긴 마음도 저를 설레게 합니다.

혹시 여러분도 누군가의 옆구리를 슬쩍 찔러 보신 적 있으신가요? "이 방법 어때?" 하며 살짝 부추겨 본 경험이요. 넛지는 말뿐 아니라, 우리의 행동 자체가 될 수도 있습니다. 혹은 누군가 넛지로 다가왔을 때, 그 제안을 받아들이는 것 역시 넓은 의미에서 넛지라고 생각합니다.

지하철 에스컬레이터 앞에서 잠깐 고민하다가, 계단을 선택한 한 학생을 본 적이 있어요. 옆에 있던 친구들은 '혼자 그렇게 오래 살고 싶냐?'면서 에스컬레이터를 탔고요. 머쓱해하던 학생이 혼자 계단을 오르기 시작했을 때, 저도 뒤에서 계단을 오르며 작은 목소리로 '파이팅'했답니다.

우리도 팔꿈치로 슬쩍, 옆구리를 찌르는 사람이 되어보면 어떨까요? 누군가 혼자 계단을 오를 때, 그 걸음에 조금 더 힘을 실어줄 수 있도록요.

춘분을 지나면서 낮의 길이가 점점 길어지고 있어요.
오늘 잠깐이라도 따뜻한 햇빛을 받는 순간이 있으시면 좋겠습니다.

쇠똥구리와 내가 다른 점

프리랜서의 삶은 종종 쇠똥구리 같아요. 열심히 똥을 모아 굴리며, 앞으로 나아가는 쇠똥구리요!

무언가에 집중하는 일은 몰입도를 높이고, 성과를 만들어 냅니다. 쇠똥구리가 열심히 똥을 모으고, 그곳에 드디어 알을 낳는 것처럼요. 다른 사람들이 뭐라든, 우선 자신의 쇠똥을 묵묵히 굴리는 일은 훌륭합니다. 저는 그 상태를 줌 인이라고 이름 붙이고, 스스로 알아차리곤 합니다.

그리고 가끔 의도적으로 줌 아웃의 상태로 스스로를 옮길 때도 있습니다.

쇠똥구리는 본능대로 똥을 굴리며 번식하지만, 사람은 의식적으로 다른 선택을 할 수 있잖아요. 우리는 일, 감정, 사람 등 골몰하던 것에서 잠시 떨어져 나와, 전체를 조망할 수도 있습니다.

마치 카메라를 줌 아웃하듯, 스스로를 어떤 상황에서 슥 꺼냅니다. 그때 저에게 도움이 되는 것은, 다른 사람들의 생각이나 질문, 혹은 자연인데요.

해남의 아침 카페에서 마주하는 예상치 못한 순간들, 모르는 분들과 함께 각자의 책을 읽는 느슨한 온라인 책 읽기 모임이 저에게 그런 시간이 됩니다. 마당에서 나무나, 풀, 닭들을 돌보는 시간도 그렇고요. 줌 인과 아웃이 양 날개가 되어 감사한 하루를 만듭니다.

오늘 당신의 일상에서는 어떤 상황에 깊이 들어가고, 어떤 상황은 멀리서 바라볼 수 있었을까요?

특별한 생, 지금 여기

숨 쉬고, 먹고, 움직일 수 있으니 '삶'이 너무나 당연합니다. 그런데 지구를 벗어나면, 우주는 대부분이 죽어 있는 것들로 가득하다고 하죠. 우리 몸을 이루는 원자들 역시, 본래는 죽은 물질이고요. 이유도 모른 채 '어쩌다' '잠깐' 모인 원자들이 '생명'을 이루고, 곧 다시 흩어져 원래의 상태로 돌아가는 것이 자연의 이치입니다.

그런 점에서 보면, '죽음'이 자연스럽고, '살아있다는 것'은 아주 특별한 찰나의 순간이죠. 마치 잠깐 일어났다가 사라지는 불꽃처럼요.

그러니 무언가 특별한 걸 해야 삶이 특별해진다기보다, 삶 자체가 이미 특별하다는 걸 계속 기억하며 살고 싶습니다. 그러면 숨 쉬는 매 순간에 우선 감사할 거예요.

알에 금이 가며, 병아리가 나오는 것을 처음 보았습니다. 그렇게 2년 가까이 함께 특별한 생을 보낸 닭이, 얼마 전 다시 그의 자연으로 돌아갔답니다. 더 오래 함께할 수 있었는데, 든든하게 지켜주지 못한 게 너무 아쉽고, 서글프기도 했어요.

그리고 다시 배웠습니다. '지금, 여기'에 있기 위해 얼마나 많은 조건들이 완벽하게 맞아떨어져야 하는지를요. 당신의 어떤 순간도 이미 특별합니다.

일상을 팝니다

해남의 아침 요가원과 카페에 자주 오시는 한 분이 농담처럼 말씀하셨어요. '두 분은 돈을 내야만 만날 수 있는 사람들이네요!' 함께 크게 웃었습니다. 맞는 말씀이죠. 커피를 마시고, 요가를 하는 분들과 함께 시간을 보내니까요.

요가 수업은 한 시간, 마시는 커피는 한 잔입니다. 하지만 그 안에 저희 하루의 나머지 시간이 모두 담겨 있어요. 요가와 커피라는 이름을 빌어 저희의 일상, 삶을 팔고 있는 셈이죠.

처음 요가를 배울 땐 어떤 동작을 잘 하기 위한 '스킬'을 배우는 것처럼 보입니다. 하지만 수련을 이어가다 보면, 어느새 알게 됩니다. 먼저 몸과 마음을 챙기며 수련해 온 사람들의 '태도'를 배우고 있었다는 것을요. 그 과정에서 수련생 분들은 천천히 자신과 연결되고, 존재를 탐구할 수 있는 기회를 만납니다.

그러니 요가 안내자로서 제일 염두에 두는 건 '이 하루를 어떻게 잘 운용할까'하는 것입니다. 제 하루가 어떤 분의 요가 수련, 또 다른 분의 커피 맛에 영향을 줄 수 있다는 걸 알게 되었으니까요.

질병은 없다

요즘 읽고 있는 책에서 '질병은 허상이다'라는 문장이 계속 마음에 남습니다. 점점 더 많은 사람들이 병원을 찾고 있는 현실에서 '병은 허상이다, 질병이라는 건 없다'니. 이건 무슨 말일까요?

그런데 실제로 병원에 가보면, 멀쩡하게 걸어 다니는 환자들이 많아요. 사고나 전염병이 아닌 비만, 당뇨와 같은 만성질환으로 치료를 받는 경우가 80%에 이르기 때문입니다.

이 책의 저자인 제프리 블랜드 박사는 우리가 어떤 '병'이라고 부르는 것은 환자의 공통된 증상을 묶어 '질병'으로 분류한 것에 불과하다고 이야기합니다. 그래야 약을 처방하기 편리하니까요. 하지만 똑같이 당뇨병을 앓고 있어도, 당신의 당뇨병과 나의 당뇨병이 전혀 다를 수 있습니다. 근본적인 치료를 위해서는, 개개인의 원인을 찾아야 해요.

운동을 배우거나 안내할 때에도 똑같이 적용할 수 있는 부분이라고 느꼈어요. 안내자는 개인의 움직임 회복과 개선을 위해 연구해야 하고, 수련자 역시 스스로 자신의 움직임을 충분히 느끼며, 관찰하는 노력이 필요합니다.

이 책에서도 자신의 건강을 스스로 책임지겠다는 '주체성'을 강조하는데요. 오늘 무언가를 선택하실 때, 꼭 이 주체성의 힘을 떠올려보시면 좋겠습니다.

*참고서적) 제프리 블랜드. 질병은 없다. 정말 중요한, 2024.

습관 트위스트

요가원에 모이신 분들은 이미 '건강한 분'들입니다. 시간과 비용을 들여 요가원에 오셨다는 것 자체가, 이미 건강한 선택을 하고 있다는 뜻이니까요. 지금 이 글을 읽고 계신 당신도 그렇습니다. 수많은 콘텐츠 속에서 이 책을 집었다는 것은, 건강을 중요하게 생각하고, 지금 할 수 있는 것을 실천하고 계시다는 이야기죠.

스스로에게 자주 묻습니다. '사람들의 건강한 삶을 위해, 내가 더 무엇을 할 수 있을까?'

그리고 답은 건강을 위해 지금보다 조금 더 나은 선택을 하실 수 있도록 돕는 일로 귀결되곤 합니다. 각자의 삶에서 자신이 가진 '역량'을 더 펼칠 수 있도록. 혹은 자신에게, 또 다른 존재에게 조금 더 '친절'할 수 있도록요.

저의 제안은 기존의 습관을 아주 살짝 비트는 일입니다. "식단에서 설탕을 빼보는 실험, 같이 해보실래요?" "동작을 완벽하게 만들려고 하기보다, 우선 자신의 무게 중심이 어디에 있는지부터 느껴봅시다." 처럼요.

그리고 그 작은 변화가 선순환으로 이어지기를 기다립니다. 그러면, 어느새 이런 이야기들이 돌아오죠. "새벽에 요가로 하루를 시작하니까, 하루가 정말 달라졌어요." "선생님, 제가 원래 안 하던 짓을 했어요!" "이렇게 한번 바꿔보려고요."

바꾸고 싶은 습관이 있으세요? 그 습관, 어떻게 살짝 비틀 수 있을까요?

자기 방법을 만나는 일의 귀함

피로가 쌓인 오늘, 수련실을 가볍게 걸으며 호흡을 체크해 보았어요. 평소보다 호흡 조절이 어렵더라고요. 그래서 이마를 바닥에 대고, 아기 자세로 있어 보았습니다. 입을 닫고, 목 안에서 소리를 내며 진동을 느꼈어요. 그리고 기다리자 서서히 피로감이 옅어지더니, 곧 흩어졌습니다. 그 느낌을 알아차리고, 천천히 눈을 떴어요.

각자의 신체 조건, 생활 패턴, 스트레스 수준이 다르기에 자기만의 회복 방법을 발견하는 일은 정말 귀합니다.

'아, 이쯤에서 쉬어야겠어. 더 쌓이면, 힘들어지겠는데?'라는 '자기 인지'와 '어떻게 하면 풀릴까?'에 대한 '자기 방법'이야말로 건강한 삶을 주도하는 중요한 열쇠라고 생각합니다.

자기에게 맞는 효과적인 휴식은 삶의 질, 업무의 성과, 관계의 질로 이어지기 때문이에요. 그리고 그런 반가운 마주침은, 다양한 시도를 통해서만 가능합니다. 여러 가지를 직접 시도해 보세요. 당신의 방법을 꼭 발견하시기를 바랍니다.

고구마, 일 년 내내 먹을 수 있는 거 아니었어?

마트에 가면 감자와 고구마는 늘 있으니까요. 그래서 고구마는 당연히 4계절 내내 나는 작물인 줄 알았어요. 돈과 교환되는 상품으로만 소비하다 보니, 고구마의 제철을 알 필요가 없었습니다. 그런데 농촌으로 이사를 하고, 시장에 가면 때에 따라 제철 채소가 가지각색으로 바뀌는 걸 신기해하며, 비로소 조금씩 제철 먹거리를 챙기기 시작했어요.

요가원 수련생분들과 모임을 꾸려 매일 먹는 음식(수면 패턴, 움직임, 감정, 햇빛, 물 등)을 기록하고, 온라인 채팅방에서 공유하고 있습니다. 누군가 가르치지 않아도 각자 실험하고, 깨우친 것들을 서로 배우는 과정이 저에게도 일상의 큰 활력이 됩니다.

외식이 익숙한 참여자분들이 조금씩 식재료에 관심을 보이기 시작하고, 평소 선택해 본 적 없는 채소를 사기도 해요. 식재료를 나누어 먹기도 합니다. 저 역시 엄마가 해주시던 음식에 익숙해, 나물은 당연히 데치고 갖은양념을 넣어야 한다고 생각했는데요. 가볍게 샐러드로 먹으면 식재료 고유의 맛을 느낄 수 있고, 더 많이 씹어야 하니 장내 환경에도 도움이 되는 걸 직접 몸으로 느끼는 중이랍니다.

오늘 당신의 식탁에 이 계절에 나는 과일이나 채소를 올려보시면 어떨까요? 이때의 햇빛, 바람, 공기를 담고 있는 음식이 지금 우리에게 제일 필요할 거예요. 우리도 자연의 일부이니까요.

의도적인 침묵

인간은 자신의 마음을 표현하고 싶어 합니다. 여러 표현 방법 중에 '말'이 있죠. 전하고 싶은 마음을 모두 말로 '적확하게' 표현할 수 없지만, 보통 우리는 말에 기대어 마음을 전합니다. 그래서 '묵언'이 특별한 '수행'처럼 느껴지죠.

일상에서 의도적으로 묵언을 선택해 본 적 있으신가요? 입 밖으로 내지 않는다고 해서, 입속도 고요해지는 건 아니죠. 오히려 더 시끄러울 수 있어요. 말할 때는 들리지 않았던 마음의 소리와 주변의 상황이 오히려 크게 들리고, 선명하게 보이니까요. 그런데 다행인 것은 말을 멈출 때에야 비로소 정말 필요한 말, 진심으로 나누고 싶은 말이 떠오른다는 점입니다.

요가 아사나 수련에서 불필요한 힘을 빼야, 필요한 곳에 힘을 채울 수 있는 것처럼요.

오늘 하루, 잠깐이라도 의도적인 침묵을 선택해 보시면 어떨까요? 그리고 드러나는 것들을 관찰해 보세요! 흥미로운 발견이 있기를 기원합니다.

귀찮음, 이젠 나의 출발 신호

해야 할 일을 앞두고 '귀찮음'을 느낀 적 있으시죠?

그런 귀찮음을 이기고, 결국 행동으로 옮기는 건 정말 대단한 일입니다. 인간의 몸은 에너지를 아끼고 싶어 하니까요. 어떻게든 조금 더 쉬려고 합니다. 이건 게으름이 아니라, 본능에 가깝고요. 그래서 '귀찮다'라는 기분과 감정이 드는 건 너무나 당연한 일입니다. 그러니 한 번 귀찮음을 이겨냈다고 해서, 다음번에 귀찮지 않기를 기대하기도 어렵고요.

문제는 이 귀찮은 기분이 점점 커져서 감정으로 증폭될 때인데요. 그 감정을 이겨내고 행동하기 위해서는 더 큰 의지와 에너지가 필요하거든요. 그런데 만약에 그런 기분이 들기 전에 그냥 그 일을 '해버린다'면 어떨까요? 해버리고 나서도 여전히 귀찮다고 느낄까요?

대부분 실제로 행동에 옮기고 나면, '이렇게 별것 아닌 일에 내가 왜 이렇게 많은 에너지를 썼을까?'하고 깨닫게 됩니다. 그 덕분에 다음번에는 덜 수고롭게 행동할 수 있고요.

그러니 귀찮음이 올라오는 바로 그 순간! 오히려 반갑게 행동을 해보세요. 생각보다 쉽고, 가벼울 거예요. 더 이상 귀찮음을 느낄 필요 없이 편안하실 거예요.

당신은 진짜 빵 없이 못 사는 사람인가요?

'저는 빵 없으면 못 살아요.' '고기반찬 없이 밥을 어떻게 먹어요?' '커피 없으면, 하루를 못 버텨요.'

요가원에서 수련생분들과 나누는 이야기의 대부분은 습관에 관한 것들입니다. 특정한 방식으로 몸을 움직이는 습관, 자동으로 올라오는 감정의 습관, 먹는 습관처럼요. 그리고 많은 경우, 습관은 우리의 정체성에 묘하게 파고 들어있죠.

'나는 빵 없으면 안 되는 사람' '고기반찬만 먹는 사람' '커피를 매일 달고 사는 사람'처럼요.

내가 그런 사람이 되어 버리면, 다른 행동을 할 여지가 없어져 버려요. 그렇게 결론을 내리는 게 오히려 편할 수 있습니다. 새로운 생각과 시도에는 에너지가 많이 드니까요.

그런데 재미있는 상상을 해볼까요? 며칠 굶었는데 빵은 없고, 과일과 야채만 있다면요? 그러면 '나는 빵 없으면 안 되는 사람'이 될 수 있을까요? 이렇게 처한 상황에 따라 쉽게 허물어질 수 있다면, 나는 정말 그런 사람일까요?

그래서 건강을 위해 습관에 변화를 주고 싶다면, 자신에 대해 결론을 짓지 마시라고 권합니다. 결정하지 않기를 결정해보는 거죠.

아! 반대로 '건강하게 먹는 사람', '움직이는 사람', '내 감정을 잘 읽는 사람'처럼 원하는 방향으로 스스로를 결정해두어도 좋겠네요!

처음인 게 많은 할머니가 되겠어!

오늘은 나눔 받은 머위와 머윗대, 마늘종을 손질해 간단히 상을 차렸어요. 익숙한 식재료였다면, 빨리 조리해 먹을 일에만 마음이 쏠렸을 거예요. 하지만 처음 만져보는 재료라 다듬고 씻는 행위에 집중할 수 있었어요. 먹기 위해 하는 일이지만, 그 과정 자체가 꽤 기뻤답니다.

'처음'이라는 건 그런 걸까요? 머윗대를 씻고 조리할 때, 자꾸 웃음이 새어 나왔습니다. 그러면서 문득 '나이를 먹어도, 그때그때 처음 해보는 일이 많은 사람이 되고 싶다'는 마음이 떠올랐어요.

어렸을 때는 '그건 위험해서 안 돼', '지금은 그럴 때가 아니야' 같은 말들을 많이 듣곤 하죠. 지금은 저에게 그런 말을 하는 사람이 아무도 없습니다. 있더라도 들을 생각이 없고요. 그러면 앞으로 계속 처음 해보는 게 많은 할머니로 자랄 수 있지 않을까요? 호기심 많은 어린이처럼요.

안내와 응원이면 충분해요

'혼나야 제 몸이 바르게 될 거라고 생각했어요. 제가 더 좋아지도록 혼내시는 거라고 믿었거든요.'

누군가의 경험을 배우는 일은 분명 도움이 됩니다. 그래서 선생이 있는 거죠. 그들이 했던 실수를 미리 알면, 우리의 시간을 절약할 수 있어요. 하지만 그 이상도 이하도 아닙니다.

운동을 배우러 갔는데, 잘 따라하지 못해 괜히 눈치 보이고, 질문하기도 어려운 분위기라면, 참지 마세요. 운동을 배울 때, 안내자가 해야 하는 건 '안내, 제안, 응원과 기다림' 뿐입니다.

운동을 통해 우리는 몸과 마음을 들여다보고, 스스로 돌볼 수 있는 힘을 기를 수 있습니다. 누구에게 혼나거나 꾸중을 들을 이유가 없어요. 마음껏 움직이는 기쁨과 감사함을 누리시길 바랍니다.

5월, 여러분의 하루에 푸르름이 가득하길 기원합니다. 오늘도 건강한 하루 만드세요!

호들갑 없이 그냥 일어나기

해남의 아침 카페에는 어린이 손님들이 꽤 있습니다. 일에 집중하는 척하지만, 어린이가 등장하면 자연스럽게 신경이 그쪽으로 가죠. 호기심 가득한 아이들의 눈빛은 늘 반가우니까요.

그날 한 친구가 간이 벤치에 발을 딛고 올라섰을 때부터, 마음 한 편에서 불안함이 올라왔어요. 어른들이 가까이에 있었고, 아직 무슨 일이 일어날지 알 수 없는 상황인데, 미리 위험을 말하고 싶지는 않았습니다.

그런데 순간! 간이 벤치가 넘어가면서, 그 친구도 바닥으로 툭 떨어진거예요. 주변 어른들도 소리치며 깜짝 놀랐죠. 잠깐이지만, 길게 느껴졌던 침묵이 흐른 뒤, 친구(만 3세)가 이렇게 말합니다.

"(바닥에) 앉아버렸네?"

다행히 보호자분이 침착하게 친구를 일으키셨고, 친구는 눈물 한 방울 흘리지 않고, 다시 작은 카페 구석구석을 탐험하며 돌아다녔습니다.

그 친구의 말 한 마디가 저를 가르쳤어요. 호들갑 떨지 말라고요. 떨어졌지만, 결국은 '그냥 앉아버린 것뿐'이니까. 우리도 오늘 그렇게 해보면 어떨까요? 이미 벌어진 일은 그대로 받아들이고, 엉덩이 툭툭 털며 다시 일어났던 어린이처럼요.

인도에서 코끼리는 왜 신이 되었을까?

인도에는 동물을 신성시하는 전통이 있습니다. 코끼리 신, 원숭이 신, 뱀 신처럼요. 각 동물들마다 특별한 신화가 있죠. 그중에서도 코끼리 신인 가네샤(Ganesha)는 인도 현지에서도 많은 사랑을 받는 신입니다. 요가를 수련하는 분들에게도 친숙한 이름이고요.

가네샤는 새로운 시작을 상징합니다. 인도 사람들은 가네샤가 어려움과 장애를 없애준다고 믿어요. 그래서 사업을 열거나, 공부를 시작할 때 가네샤에 기도를 올리곤 하죠.

인도 아쉬람(요가 공동체)에 머물렀을 때, 마침 가네샤 축제 기간이었어요. 모두 함께 음식을 만들어 나눠 먹고, 춤을 추고, 노래를 부르며 축제를 즐겼습니다. 반짝반짝 화려하게 치장된 가네샤 상을 보다가, 문득 예전에 봤던 코끼리에 대한 영상이 떠올랐습니다.

'코끼리는 지구에서 가장 크고 힘이 센 동물이지만, 다른 동물을 잡아먹거나 위협하지 않지. 풀이나 과일을 먹고 살잖아. 자기들끼리 공동체를 이루고, 서로 소통한다고 했어. 감정을 표현하거나, 문제를 해결하기도 하고, 기억력도 좋다고 했지.'

인간도 코끼리처럼 힘이 세고, 지능이 높아도 다른 동물을 해치지 않고 서로 도우며 살 수 있었을까요? 아니면 그럴 수 없다는 걸 알기에 코끼리를 신성시하게 된 걸까요?

당신은 코끼리의 어떤 점을 배우고 싶으세요?

습관, 더 자유로운 일상을 위해

자신만의 규칙을 만들어서 반복하는 습관, 습관으로 이루어진 일상. 갑갑하게 들리시나요? 하지만 그 습관이 오히려 우리를 자유롭게 해준다면, 솔깃하지 않으세요?

습관을 제대로 관리하지 못하면, 실제로 자유가 줄어들 수 있어요. 예를 들면, 잠, 음식, 운동에 대해 자신에게 맞는 적절한 습관이 없다면, 늘 에너지가 부족하고 체력이 떨어지죠.

언제, 어떻게, 어디에서 먹을지, 운동할지, 잠들지를 스스로 결정해 규칙적인 리듬을 만들지 못하면, 간단하고 일상적인 일을 결정하는 데에도 에너지가 많이 쓰입니다. 자유롭게 쓸 시간이 줄고요. 남들이 좋다고 하는 걸 무의식적으로 따라 하게 될 수도 있죠.

여러분의 하루 중 기본적인 일들은 습관으로 만들어, 생활이 더 수월하도록 해보세요. 어떤 시간, 어떤 장소에서 무엇을 할지 결정하고, 그 리듬을 따라가 보세요. 그러면 우리의 마음은 더 어렵고, 창의적인 과제에 집중할 수 있을거예요.

습관을 통해 선순환의 고리를 만드는 실험을 추천합니다.

자신 안의 지혜를 따르기

"선생님, 오늘 수업 중간에 나가야 할 수도 있어요. 월경 첫날은 너무 힘들거든요."

수업 전에 양해를 구하는 수련생분께 말씀드렸어요.

"오늘 같은 날, 요가원까지 오기 힘드셨을텐데. 진짜 대단하세요. 하다가 중간에 쉬셔도 되고, 너무 불편하시면 언제든 돌아가셔도 괜찮아요. 그때그때, 필요한 것을 해보세요. 눕고 싶다면, 더 이완할 수 있는 자세를 알려드릴게요."

신체적, 정신적 컨디션이 늘 좋은 사람이 있을까요? 우리가 할 수 있는 건, 조절뿐입니다. 몸을 살펴 가며, 자신의 상태에 맞게 행동을 조율할 수 있다면, 그게 바로 '건강함'아닐까요?

수업을 진행하는 동안, 수련생분께서는 자기 상태에 맞게 동작을 바꿔가며 수련을 이어가셨어요. 다른 분들이 서서 발가락 운동을 하는 동안 앉아서 발가락 스트레칭을 하고, 근력 운동은 3세트 중 2세트만 참여하고, 나머지 1세트는 눈을 감고 호흡을 하시더군요.

그리고 끝까지 함께 수업을 마쳤습니다. '월경 첫날은 당연히 이래.'라고 결론 지었던 것이 조금 부서진 채로요. 지금 내 상태에 맞게 움직임을 조율한다면, 어떤 상태에서도 요가를 할 수 있다는 걸 경험하신 거죠.

오늘 당신은 어떻게 몸과 마음을 조율하며 하루를 보내고 계시나요? 아주 작은 변화라도 시도해 보세요. 그런 자신의 건강함을 충분히 만끽하는 하루 보내시길 바랍니다.

원시인의 뇌로 지금을 사는 비결

우리의 뇌가 수렵, 채집을 하던 원시인과 크게 다르지 않다는 걸 알고 계시겠죠? 원시인은 앞으로 언제 음식을 먹을 수 있을지 모르고, 언제 또 맹수의 공격을 받을지 모르는 환경에서 살았습니다. 그래서 지금 내 앞에 놓인 음식(보상)을 바로 먹도록 뇌가 진화했어요. 그러니 내 앞에 놓인 달달한 빵을 먹었다고 스스로를 책망하기보다, 이렇게 타고난 뇌로 어떻게 진짜 내가 원하는 자신으로 살아갈지 고민하고, 실험하는 게 더 효과적일거예요.

지금 우리는 맹수의 공격을 받을 가능성이 거의 없고, 원한다면 언제든 음식을 먹을 수 있는 환경에서 살지만, 뇌는 여전히 즉각적인 보상(음식)을 원합니다. 당장 기분이 좋아지는 달콤한 맛을 원하고, 바로 긴장을 풀어줄 담배나 술이 필요하다고 느껴요. 장기적으로 건강에 좋지 않다는 걸 알면서도요. 먼 미래의 건강보다, 지금 기분이 좋아지는 걸 선택하도록 뇌가 구조화되어 있는 것이죠.

하지만 원시인들과 뇌의 구조나 기능은 같아도, 미래를 예측할 수 있는 능력은 우리가 훨씬 발전했죠. 우리는 스스로에게 지연된 보상을 줌으로써, 더 건강하고 풍족하게 원하는 삶을 살 수 있다는 것을 알고 있으니까요.

설탕 시럽이 가득한 탕후루보다, 그만큼 달지 않아도 몸에 건강한 음식을 선택할 수 있다는 걸 알아요. 술이 기분을 좋게 만들 수 있지만, 사실 운동이나 산책, 명상처럼 건강한 방법으로 우리의 마음을 돌볼 수 있다는 것도 알죠. 지연된 보상이 오히려 우리를 더 오래, 더 기분 좋게, 더 자유롭게 합니다.

그러면, 즉각적인 보상을 원하는 뇌를 지연된 보상 쪽으로 어떻게 구슬릴 수 있을까요? 컴퓨터 작업을 하고 있는 지금, 저는 30분마다 타이머를 맞추고 일어나 철봉에 매달리는데요. 1분 매달리고, 아주 잘 익은 바나나를 먹었답니다. 건강이라는 지연된 보상을 위해 철봉을 하지만, 중간중간 즉각 보상을 주는 거죠. 그리고 실은, 이미 달라진 근력 덕분에 뿌듯한 기분(즉각 보상)도 자주 느끼고 있습니다.

또 다른 아이디어가 떠오르시나요? 실제로 하고 계신 팁이 있으신가요?

초록이 차오르는 시기

절기 상 소만(5/22)이 지났습니다. 소만은 작을 소(小)에 가득 찰 만(滿)을 써, 본격적인 여름이 오기 전, 풀과 나무가 초록으로 차오르는 때를 말해요. 이맘때 해남에서는 논에 물을 대거나, 모내기를 시작합니다.

모든 계절이 때마다 고유한 빛을 내지만, 특히 소만 즈음 논길을 지날 때면 유독 감격스럽습니다. 찰방 찰방, 논에 물이 가득 차 있고, 그 물 위로 하늘과 주변 풍경이 고스란히 비쳐요. 그리고 모가 자랍니다. 본격적인 벼농사를 시작하는 시기죠. 모들은 넉넉한 물을 힘껏 빨아올리며, 천천히 키를 키워갑니다.

새해를 시작한 지 얼마 안 된 것 같은데, 여름이 성큼 다가온 느낌이신가요? 그런데 우리를 먹여 살리는 쌀은 이제부터 성장을 시작한답니다. 혹시 요즘 조급한 마음이 드신다면, 이 작은 차오름의 시기! 이제서야 땅에 뿌리를 내리기 시작한 모를 떠올려보세요. 그리고 가을 추수를 할 즈음, 우리가 함께 지나온 뜨거운 여름을 서로 격려할 수 있기를 바랍니다.

나만의 존(zone)을 찾아서

요가원 화분 자리를 이리저리 바꿨는데, 화분 하나가 새로 옮긴 자리에서 갑자기 쑥 커지는 걸 보고 깜짝 놀랐습니다. 애써서 돌본 것도 아니고, 원래 있던 곳에 비해 바람이 더 잘 통하지도 않는데, 갑자기 저렇게 잘 자라다니! 우연히 자리 잡은 그곳에서, 오히려 활발발하게 생기를 드러내는 모습이 기특하고 참 고맙더라고요. 곁을 지날 때마다 자꾸 눈길이 갑니다.

'여기가 너의 zone이었구나!'

그러면서 문득 '나의 zone은 어디일까? 나는 어떤 상황과 맥락 안에서 저 식물처럼 활발발할까?' 하는 생각이 들었어요. 화분은 누군가에 의해 우연히 자신에게 맞는 자리를 만날 수 있죠. 그런데 우리는 자신의 zone을 찾을 수 있지 않을까요? 더 나아가 스스로 자신의 zone을 만들어 낼 수도 있고요.

당신은 지금 어떤 zone에 계시나요?

같은 길, 다른 마음

오늘 새벽, 출근길을 느긋하게 걸었습니다. 가까운 개천에서 물소리가 들리고, 산등성이 너머로 퍼지는 주황빛에 눈길이 가서 잠깐 멈춰 바라보기도 했어요. 새소리도 들려오더라고요. 새벽이라 그런지, 지나치는 사람들에게서도 차분한 기운이 전해졌습니다. 오늘 하루 중 평화로운 순간이었어요.

오전에는 똑같은 길을 가볍게 달렸습니다. 공사 중인 구간을 피해 요리조리 점프도 하고, 주변을 살피면서 뛰느라 눈동자가 바쁘게 움직였어요. 숨이 찼지만, 그대로 심장의 쿵쾅거림을 느껴보았습니다. 오늘 하루 중 가장 활기찬 순간이었어요.

똑같은 길을 오가더라도, 내 선택에 따라 전혀 다른 길이 될 수 있습니다.

해야 할 일들로 가득 찬 바쁜 일상 속에서도, 나만 느낄 수 있는 어떤 평화로운 지점, 혹은 심장이 뛰고 있다는 걸 느낄 수 있는 순간을 만들어보세요! 온전한 어떤 순간을 당신의 하루 중에 슬쩍 끼워보세요. 더 여유롭고, 건강한 하루가 될 거예요.

오늘 당신의 하루 중 어떤 순간을 평온하기로 혹은 활기차기로 선택하시겠어요?

마음의 벤치를 둘 수 있다면

읍내를 걷다가 큰 나무 아래 널찍한 벤치가 보였어요. 등받이는 없지만, 앉는 면적이 넓어서, 보기만 해도 마음이 느긋해지는 그런 벤치였습니다.

벤치를 좋아하시나요? 특히 비어 있는 벤치, 누구든 쉬어갈 수 있도록 준비가 되어 있는 모습을 보면 감동을 받곤 합니다. 보기만 해도 마음이 누그러지거든요. 누군가 그 벤치에 앉아 쉬고 있는 모습을 보면, 괜히 흐뭇합니다.

혼자 스페인 순례길을 걸었을 때가 떠오르기도 해요. 앉고 싶다는 기분이 들 때마다, 신기하게 눈앞에 널찍한 바위가 나타났었거든요. 먼 길을 걷는다면, 짐을 내려놓고 양말을 벗은 채 쉴 곳이 꼭 필요합니다.

진짜 벤치가 아니어도 괜찮을 거예요.
당신의 일상 곳곳에 마음의 벤치가 놓여 있기를 소망합니다. 잠시 멈춰 숨을 골랐다가, 다시 가방을 메고 걸을 수 있도록요. 차 한 잔을 마시는 시간도 좋고, 잠깐 해를 받는 시간도 좋겠죠. 눈길이 머무는 어떤 장면을 충분히 바라보는 것도 훌륭한 마음의 벤치가 될 수 있을 겁니다.

당신은 지금 어떤 나무입니까?

혹시 요가 수업에서 고양이처럼 등을 스트레칭 해보라는 둥, 태아처럼 웅크리고 숨을 쉬어보라는 둥 하는 안내를 받아보신 적 있으세요? 요가 자세를 자연물에 빗대어 안내하는 거죠. 상상할 여지를 주는 건 흥미롭지만, 처음 그런 안내를 들었을 때 저는 약간 남사스럽게 느껴졌어요. '갑자기 코브라가 되어보자고?' 하면서 혼자 웃음을 참았던 기억이 납니다.

그랬던 저도 수업을 할 때 자주 떠올려보자고 권하는 자연물이 있습니다. 바로 '나무'인데요. '나무가 되어봅시다. 발은 뿌리가 땅과 하나 된 것처럼 깊고 넓게 써보세요. 상체는 나뭇가지처럼 하늘을 향해 뻗어냅니다. 손을 끝까지 뻗어내며 펼쳐보세요.' 이렇게요.

그리고 오늘은 정말 나무자세(브륵샤아사나)를 안내드렸답니다. 단순하지만, 지금 나의 상태를 드러낼 수 있는 대표적인 동작이에요. 발이 딱딱하게 굳어있거나 발뼈의 미세한 움직임이 없다면, 자세를 오래 유지하기 어려워요. 마음이 혼란스러워도 마찬가지랍니다. 전날 술을 많이 마셨거나, 잠을 잘 못 잤다면 이 자세는 더 어려워요. 발에 힘이 너무 많아도, 없어도 흔들립니다.

나무는 한자리에 뿌리를 내리고 평생을 살지만, 그 어떤 동물보다 동적으로 느껴질 때가 많습니다. 계절과 날씨에 따라 끊임없이 변하니까요. 철 따라 모습이 이렇게 바뀌는데, 땅 아래에서는 또 얼마나 많은 일들이 펼쳐질까요? 무수한 벌레와 미생물들과 소통하며, 뿌리를 어디까지 뻗었을까요? 고요한 것 같지만 생동감이 넘치고, 활기찬 것 같은데 나무 곁에 가면 마음이 조용해집니다.

당신은 오늘 어떤 나무였나요? 바람에 흔들리는 나무였나요? 이제 막 뿌리를 내린 나무였나요? 이미 굳건한 나무였나요? 잎이 무성해 파도 소리가 나는 나무였나요? 나무 안에서 어떤 몸과 마음을 겪으셨나요? 내가 되고 싶은 나무를 떠올려보면 어떨까요? 그리고 그 나무처럼 하루를 살아보는 거예요! 오늘도 응원의 마음만 보냅니다.

조절할 수 있을 때, 비로소 완성된다

최대한 느리게 달려보신 적 있으세요? 느리게 달릴 거면 왜 달리냐고요? 숨차게 달려야 운동이 되는 것 아니냐고요? 그런데, 이제 막 달리기를 시작한 분들과 오랫동안 달리기를 해온 분들의 가장 큰 차이는 속도가 아니라, 그 속도를 '컨트롤'할 수 있는지라고 합니다.

요가 동작을 연습할 때도 마찬가지인데요. 힘을 완전히 뺐을 때와 최대로 줬을 때를 0과 10이라고 하면, 그 사이의 모든 단계에서 힘을 조절할 수 있는지가 중요해요. 얼마나 섬세하게 자신의 근육과 움직임을 조절할 수 있는가? 이것이 숙련의 정도를 보여주는 부분입니다. 단순히 동작을 잘 하거나 못하거나의 문제가 아니라, 자신의 몸을 얼마나 인지하며 움직이는가에 더 가까운 이야기죠.

일상에서 일부러 아주 느리게 혹은 빠르게 움직여 보세요. 속도의 주도권이 나에게 있음을 안다면, 빠르든 느리든 마음은 고요하실 거예요!

어려움이 주는 산뜻함

최근 어떤 분과 대화를 나누다가 이런 이야기를 들었어요. '저는 이걸 어려워해요. 저는 이걸 잘 못하더라고요.' 그 말씀을 듣는 순간, '정말 대단하시다.'라는 생각이 들었습니다.

자신이 어려워하는 부분을 저렇게 디테일하게 알고 있다니! 그러면 그 어려움에 대해, 구체적인 자신만의 방법도 가지고 있을 수밖에 없겠구나, 라는 마음이 자연스럽게 이어졌습니다.

우리는 흔히 약점을 보완하라든가, 하다 보면 쉬워질 거라든가, 노력하면 괜찮아질 거라는 이야기를 듣곤 하죠. 하지만 이런 말들이 상황에 따라 부담스럽거나, 폭력적으로 느껴질 수도 있습니다. 그런데 '나는 이 부분이 어렵고, 그래서 도움이 필요하다. 그래서 때로는 이 정도에서 포기하기도 하고, 여기가 한계라고 느낀다.'는 말을 들으니, 그 솔직함이 어찌나 건강하고, 산뜻하게 들리던지요.

당신의 업무나 일상생활에서 혹은 인간관계에서, 어려움을 느끼는 포인트나 맥락은 무엇인가요? 그 어려움을 바꿔가고 싶으신가요? 아니면 그대로 받아들이고 싶으신가요? 모두 다 좋을 거라는 생각이 드는데요. 중요한 건 자신의 연약한 부분을 명확히 알고 있고, 그것에 대한 자신의 방법을 가지고 있는 것일 테니까요.

주방에서 세상으로, 빵 여행기

집에서 빵을 굽던 친구가, 작은 빵집을 열었습니다. 가족이나 지인들과 나누던 빵을 이제는 더 많은 사람들에게 선보이기 시작한 거죠. 홈베이킹을 사업의 형태로 확장하는 일이 결코 쉽지 않았을 거예요. 차원이 다른 도전일 테니까요. 다양한 시도와 고군분투 끝에 드디어 빵집의 시그니처 메뉴도 생기고, 찾아주시는 분들도 늘고 있습니다. 어려운 일들이 많았겠지만, 그의 빵이 집을 벗어나 더 많은 사람들을 향해 여행을 떠나는 과정이 얼마나 가슴 벅차던지요!

만약 당신이 좋아하는 음식, 취미, 어떤 생각이 다른 곳으로 여행을 떠날 수 있다면, 그건 무엇일까요? 사업이라는 거창한 이름 대신 여행이라고 하면, 훨씬 가볍고 마음껏 자유롭게 상상할 수 있을 것 같습니다.

인생공간

한 건축가의 글에서 '인생공간'이라는 표현을 접했어요. '인생맛집'처럼, 자신에게 의미 있는 공간에 '인생'이라는 수식을 붙이는 거죠.

자신을 돌아볼 수 있는 공간, 다른 사람들의 태도나 이야기를 접하며 다양한 생각을 만날 수 있는 공간, 계절의 변화를 느낄 수 있는 공간 등. 공간에 자신만의 목적을 더할 수 있다면, 그것이 곧 나의 '인생공간'이 될 수 있다는 내용이었습니다.

저도 가벼운 달리기를 하면서, 반환점으로 정해둔 특별한 곳이 생겼는데요. 개천이 시작하는 그곳에 도착해 시선을 올리면, 해남의 금강산과 큰 저수지 둑이 떡하니 서 있죠. 빽빽한 초록, 날씨에 따라 달라지는 구름과 물안개가 어우러지면 절경입니다. 꼭 고양이 한두 마리가 졸거나, 물을 마시고 있기도 하고요.

'매번 이곳의 새로운 장면을 보러, 달려올 만하네!'라는 생각이 듭니다.

그리고 돌아서서 다시 달리기 시작하면, 제 그림자가 앞으로 드리워집니다. 그림자를 앞에 두고 묵묵히 달리는 십여 분, '등에 따뜻한 아침 해를 받으며 달릴 만하네!'라는 마음이 떠오르더라고요.

새벽에 저를 달리게 한다는 점에서 '인생개천'이 생긴 셈입니다.

애틋한 공간이 있으신가요? 그곳이 당신의 '인생공간'인 이유는 무엇인가요?

한 소리에 담긴 각자의 진실

사람들이 한 공간에 모여있어도, 모두 전혀 다른 경험을 합니다. 일상에서 그런 순간을 마주할 때마다, '우리는 정말 모두 다르구나! 각자의 세계가 모두 고유하다!' 새삼 깨닫곤 합니다.

수업에서 아사나(요가동작)수련 전에 잠깐 눈을 감고, 지금 자신의 귀에 들리는 모든 소리를 들어보자고 제안 드렸어요. 창밖의 차 소리, 사람들의 대화 소리, 기계 소음이 들려왔죠. 그런데 갑자기 누군가의 핸드폰 알람 소리가 크게 울렸습니다. 소리 명상을 안내하던 중에 예상치 못한 소리가 들려서, 저도 모르게 입가에 웃음이 번졌답니다. 한 공간에 모여 가만히 소리를 듣고 있던 우리, 그 순간 각자 어떤 경험을 했을까요?

알람 소리의 주인공이었던 분은 소리가 들리자마자 긴장감과 불편함을 느낍니다. '일어나서 핸드폰을 끄고 와야 할까?'하는 조바심이 일면서요. 자신에게 익숙한 알람 소리였기 때문에, 다양한 감정이 빠르게 몰려왔던 거예요. 그런데 다른 수련생분들은 제가 일부러 명상 음악을 튼 것이라고 생각하고, 그 소리를 충분히 들어보셨다고 해요. 심지어 어떤 분은 다른 소리에 집중하느라, 핸드폰 알람 소리를 아예 못 들으셨고요.

핸드폰 소리 하나로 우리가 이렇게 다채로운 경험을 할 수 있다는 것에 또 한 번 감사했습니다. 그리고 그 순간 느꼈어요. 우리 주변에서 들리거나 보이는 자극은 그 자체로 '사실'이 아니라, 그것을 '해석하는 자신의 방식'이 '사실'로 경험된다는 것을요.

오늘 당신의 일상에서 주의를 끄는 소리나 장면은 무엇일까요?

놀이가 요가였고, 요가가 놀이였다

초등학교 시절에 어떤 놀이를 하며 시간을 보내셨나요? 교실 바닥에서 공기놀이를 해본 적 있으세요? 말타기는요?

모래사장에서 철봉에 거꾸로 매달려있던 기억, 모래를 쌓고 허물며, 터널을 만들어 물을 붓던 장면, 정글짐 꼭대기까지 처음 올라갔을 때의 느낌이 요즘 더 새록새록 떠오릅니다. 아마 저희가 키즈요가를 시작했기 때문일 거예요.

요즘 어린이들은 핸드폰 때문에 몸으로 놀 줄 모른다는 어른들의 걱정에도 불구하고, 실제로는 땀을 뻘뻘 흘리며 노는 친구들의 모습에 얼마나 마음이 벅차던지요. 친구들은 저희가 제안한 것보다 훨씬 더 다양한 질문과 방법을 쏟아내며 움직였어요.

어렸을 때 놀면서 방법이나 규칙을 배웠습니다. 다양한 근육을 썼고요. 친구들을 배려하거나, 다투고 화해했습니다. 놀다 보면 시간이 얼마나 빠르게 가버리는지 알았고, 끝났을 때 아쉬워서 울렁이던 감정도 몸으로 기억해요. 몇 시간이고 앉아 명상했던 시간과 공기놀이를 하며 시간이 어떻게 가는지 몰랐던 경험, 매트 위에서 잘되지 않는 동작을 매일 연습하던 시간과 무서운 뜀틀을 결국 넘었던 순간이 묘하게 겹칩니다.

지금 생각해 보면, 제가 요가 수련을 하면서 '배웠다고' 생각한 것들이 사실은 어린 시절에 이미 '놀이로' 익혔던 게 아닐까요? 단지 잊고 있다가, 요가를 통해 다시 경험하게 된 것인지도 모르겠습니다.

키즈요가에 오는 친구들과도 요가라는 이름 없이 그런 시간을 나누고 싶습니다.

좋은 변화도 알아주기

요가 수련을 하다 보면, 아픈 곳이나 약한 곳, 불균형이 있는 곳, 혹은 불편한 곳에 자연스레 신경이 갑니다. 그것을 인지하는 일은 우리가 더 연습하도록 도와주고요. 몸은 물질이기 때문에, 변하고자 하는 방향이 분명하다면, 더 뚜렷한 변화를 만들어낼 수 있습니다.

하지만 동시에, 반대편으로도 마음을 열어보시기를 권해드립니다. 수련을 통해 자연스럽게 좋아졌지만, 알아차리지 못했던 긍정적인 변화들에도 주의를 기울여 보세요. 인간의 마음은 자극적이고 부정적인 것에 크게 반응하는 경향이 있습니다. 그래서 편안하고 자연스러운 변화를 알아차리려면, 몸과 마음을 의식적으로 관찰하는 것이 필요합니다.

유연해지고 싶어요, 저 사람만큼

"유연하고 싶고, 명상도 잘 하고 싶은데, 잘 안돼요."
오늘 처음 뵌 분께 이런 말씀을 들었어요.

"아, 그러면 '옆에서 수련하는 그 사람들처럼' 유연하고 싶다는 말씀이세요? 요가는 자기 수련인데, 그러면 기준이 다른 사람에게 있는거 잖아요."

"다들 눈 감고 가만히 잘 계시던데, 저는 잘 안되더라고요. 생각이 계속 나고요."

"그분들이 눈 감고 가만히 있는 동안 생각이 안 나고, 명상도 잘 된다고 말씀하시던가요? 그건 모르는 일이잖아요."

"아, 그러네요."

'그런데 명상이 잘 된다는 건 뭘까요?'

"..."

우리들의 몸과 마음을 더욱 속속들이 알기를 바랍니다. 그리고 안다고 생각할 때쯤, 또 새로운 면면을 마주치기를 빌고요. 꼭 그만큼 우리 스스로를 사랑하게 될 거라고 믿습니다. 자기 위로나 위안이 아닌, 계속 스스로를 마주한 경험만이 우리가 우리를 진정으로 끌어안을 수 있는 힘이 되어줄거예요.

나마스떼

하루를 떠받치는 힘

요가원과 카페 운영은 자유로운 영혼들의 직업처럼 들립니다. 그런데 업무의 양이 많고 다양하다 보니, 계획을 잘 세우고 실천해야 하더라고요. 그래야 스스로에게도, 저희를 찾아주시는 분들께도 도움이 시간을 만들 수 있으니까요. 모든 일이 계획대로 이루어지지 않지만, 에너지를 낭비하는 일들을 밀어내는 데는 점점 힘이 붙고 있습니다.

보통 중요한 업무와 관련된 큰일들에 많은 시간을 배치하는데요. 오늘은 플래너를 적다가 붉은 색의 타임박스_주요 업무_사이사이에 배치된 짧은 시간들에 눈이 갔어요. 8분의 기상루틴, 18분의 달리기, 1분의 호흡. 플래너에 적지는 않지만, 틈틈이 매달리는 철봉, 남편과의 아침 인사와 잠들기 전 인사, 차나 커피의 향과 맛을 보는 순간, 책 한 페이지, 외국어 한 문장.

그러면서 문득 깨달았습니다. 제가 중요하다고 여기는 업무를 떠받쳐주고 있는 힘은 사실 저 틈틈이 챙기는 작은 습관들이겠구나 하고요. 바쁜 하루 일정을 소화하더라도, 이 틈새 습관 덕분에 하루가 더 여유롭고 충만해질 수 있겠구나 싶었습니다.

당신의 하루를 떠받쳐주는 힘, 어디에서 나올까요?

질문이 오기를 기다리기

누군가와 함께 운동을 하고 싶다면, 먼저 운동을 통해 달라진 몸과 마음의 상태로 그의 곁에 있어 보세요. 그러면 그가 물을 거예요. '운동해서 그런 거야?'

누군가에게 특정 종교를 권하고 싶다면, 사랑을 실천하는 상태로 그의 곁에 있으면 됩니다. 그러면 그가 물을 거예요. '신을 믿으면, 그렇게 되는 거야?'

누군가에게 어떤 것을 권하기 전에, 우리 스스로 먼저 충분히 그 상태가 되어 보고, 질문이 오기를 기다려 보는 건 어떨까요? 만약 질문이 돌아오지 않는다면, 그가 필요를 느낄 때가 따로 있을 거예요.

우리는 지금, 이곳에서! 우리의 변화를 만들어 볼까요? 사랑하는 사람들과 함께 더 행복할 수 있도록요!

빈틈없이 하나 된 날

오늘 새벽 느긋하게 달리기를 했습니다. '새벽 달리기'라는 단어만 보면 무언가를 이겨내고, 달성하고, 숨이 헉헉 차오를 것 같은 이미지가 떠오르죠.

그런데 오늘 제가 경험한 건, 일요일이라 평소보다 늦게 일어난 시간, 달리고 싶은 마음이 든 후 바로 달릴 수 있는 환경, 숨이 차지 않을 정도의 느린 달리기, 그럼에도 몸 전체가 쫙! 풀리며 땀이 난 20분의 시간이었어요.

몸과 마음이 원하는 것(달리기)과 그것을 할 수 있는 상황, 그리고 그 후에 느낀 쾌감이 '모두 일치'한 귀중한 경험이었습니다.

보통 우리의 감정이나 욕구, 생각이 실제로 벌어지는 일과 일치하지 않을 때 스트레스를 받곤 합니다. 예를 들면, 아침에 일어나야 하는데 몸은 천근만근 무겁게 느껴질 때. 또는 불만족스러운 감정을 누르며 억지로 웃어야 하는 상황처럼요.

하지만 욕구대로, 감정대로 살아간다는 것이 자신에게 꼭 좋은 것만은 아니라는 것도 우리는 알고 있습니다. 음식으로 스트레스를 풀면, 과부하로 몸에서는 더 큰 스트레스를 받게 된다든지, 감정적으로 상대를 대했을 때 곧 후회가 뒤따르는 것처럼요.

아마 그래서 오늘 20분의 달리기가 더 귀하고 감사하게 느껴졌던 것 같습니다. 당신의 마음에서도 종종 떠오르는 분명한 목소리가 있으시겠죠. 무사히 그 목소리와 하나 된 경험을 하는 하루가 되시기를 바랍니다.

마음 밭을 고르기

한 유명 작가의 인터뷰가 떠오릅니다. '지금 하려는 말이 옳은 말인가? 옳다면, 필요한 말인가? 옳고 필요하다면, 친절한 말인가?' 스스로에게 세 가지 질문을 한 후 말을 하자는 제안이었어요.

말을 많이 하는 직업이다 보니, 이 질문을 다이어리에 적어두고 자주 떠올립니다. 그럼에도 불구하고 '아차!' 싶은 순간들이 있어요.

'말'이라는 것은 결국 자신의 마음 밭에서 나올 텐데요. 마음 밭은 자주 하는 생각, 중요하다고 여기는 가치관, 무의식에서 겪고 있는 일 등이 한 데 섞여있는 곳이라고 생각해요. 결국 그 밭을 고르거나 챙기지 않으면, 아무리 입을 단속하려 해도 밖으로 주르르 흐를 수밖에 없습니다.

그래서 말을 고르는 것도 중요하지만, 어떤 말을 할 때 '지금 내가 왜 이런 말을 하고 있지?' 스스로 물으면, 어김없이 자신의 속내와 마음 밭이 드러납니다. 아마 저에게는 이 방법이 더 말실수를 줄이는 연습이 될 것 같은데요.

마음 밭을 고르는 방법, 어떤 게 있으신가요?

듣다 보면 어린이가 드러난다

키즈 요가 수업에서 어린이들을 만납니다. 요가 자세는 많아야 두어 개, 나머지는 다양한 움직임으로 채워져 있어요. 함께 움직이며 규칙을 배우고, 신나게 뛰어다니고, 코로 숨 쉬며 쉬는 법을 배웁니다. 다양한 제철 과일을 먹으며 이야기도 나누고요. 어린이들이 이 시간을 무척 기다린다는 소문이 있습니다만, 사실 제일 기다리는 건 아마 저희 부부인 것 같습니다.

'어떻게 움직일까? 어떤 질문을 할까?' 정해진 시간 안에 최대한 집중할 수 있도록, 저희의 몸과 마음을 먼저 준비합니다. 어린이들이 주로 하는 말이나 움직임, 표정을 보면, 가끔은 유튜브 영상에서 본 것 같거나, 어른들의 말을 따라 하는 듯한 모습을 볼 때가 있어요. 그런데 그대로 충분히 듣고 있다 보면, 어느 순간 안에 있던 '원래의 어린이(?)'가 드러납니다.

'아, 그게 네가 정말 하고 싶었던 말이구나. 그게 너의 표정이구나.'
구름이 걷히고, 해를 마주하는 것 같은 순간이죠.

물론 이건 주관적인 느낌일 뿐입니다. '어린이답다.'라고 표현하는 것도 저의 억측일 거란 생각에 부끄럽기도 하고요. 사실 어린이들은 보고 들은 것을 온몸으로 흡수해 그대로 표현하는 특성이 있죠. 그러면 그들이 보여주는 모든 것이 어린이일 거예요. 그래서 더 만나고, 함께 움직이고, 듣고, 대화해야만 비로소 그들을 잘 알 수 있겠다는 생각이 듭니다.

한 가지 분명한 건, 어린이들을 더 알고 싶다는 마음, 그리고 그들을 돕는 어른이 되고 싶다는 바람입니다. 당신 주변에도 어린이가 있나요? 어린이가 궁금하신가요? 혹시 어린이와 대화를 나누게 되신다면 어떤 질문을 하고 싶으세요?

비 오는 새벽에도 요가원에 나오는 이유

이른 새벽, 천둥 번개와 쏟아지는 빗소리에 눈을 떴습니다. 5시가 조금 안된 시간, '새벽 수업에 다들 어떻게 오시려나' 걱정하며 집을 나섰어요.

'오늘 새벽에 오신 분들께는 꼭 그 마음을 여쭤봐야지. 비가 쏟아지는 새벽임에도 집을 나선 그 마음이 무엇인지.'

한 분 두 분 도착하면서, 오히려 저에게 읍내까지 어떻게 왔냐며 안부를 물으셨어요. 그리고 꽤 많이 모인 인원에 서로 놀라워했습니다. 이른 새벽, 비 내리는 아침을 열었다는 묘한 동지애랄까요? 심지어 궂은 날씨를 이기고 왔으니, 스스로 얼마나 뿌듯하셨겠어요.

"요가하고 빗소리 들으면서 누워 있으면 좋아요. 더 자려다가 그 생각이 떠오르니까, 잠이 확 깨더라고요."
"마침 빗줄기가 약해진 것 같아서 그냥 바로 나왔어요."

말씀해 주신 두 마음을 들여다보았습니다. 하나는 원하는 상황에 스스로를 데려다 놓고 싶은 마음. 그리고 다른 하나는 지금 이 순간에 충실한 마음으로 느껴졌어요. 요가수련을 할 때 강조 드리고 싶은 태도이기도 해서, 반갑고 기뻤습니다.

자신이 어떤 순간에 정말 기쁘고 행복한지 알고, 실천하는 것. 그리고 지금 여기에서 일어나는 일에 집중하는 것. 하고 싶고, 해야 하는 것이 있지만 상황이 여의치 않을 때, 저 두 마음을 내겠다고 다짐하는 새벽이었습니다.

멈춘 몸, 흥분된 마음

동물은 끊임없이 움직입니다. 반면, 의지로 움직임을 멈추고 가만히 있는 걸 견디는 유일한 동물은 인간이죠. 우리는 업무를 위해서, 혹은 좋아하는 영화를 보기 위해서, 아무리 힘들어도 꼼짝 않고 앉아 있을 수 있습니다. 하지만 충분히 움직이지 않는 것의 부작용을 이미 잘 알고 있죠.

한 교육계 석학의 말이 깊이 와닿았습니다. 어린이와 청소년들이 긴 시간 동안 책상에 가만히 앉아 있도록 강요받지만, 동시에 자극적인 음식이나 과도한 핸드폰 사용으로 인해 마음은 끊임없이 흥분 상태에 놓여있다는 내용이었어요. 자동차의 악셀과 브레이크를 동시에 밟는 모습으로 비유되었는데요.

움직이지 않도록 교육받으면서도 마음은 계속 자극을 받는 상태라니, 아동 청소년들만의 일일까요?

늘 말이 바뀌는 요가 강사입니다

말이 자꾸 달라지는 요가강사, 어쩐지 신뢰가 안 가는데요? 그런데 사실 저는 계속 말이 바뀌고 있어요. 오시는 분들에 따라, 혹은 상황에 따라서요.

어떤 분께는 '요가원에 놀러 오듯이 오세요.'라고 하고, 다른 분께는 옆에 붙어서 '더 할 수 있어요.'라며 부추겨요. 어떤 분께는 한 개의 움직임을 다섯 개로 쪼개 알려드리고, 다른 분께는 말없이 손끝으로 움직임 방향만 안내해 드려요. 어떤 분께는 '대충 하세요.'라고 하고, 다른 분께는 '좀 더 집중해 보세요.'라고 말하기도 하죠. 어떤 분께는 눈을 뜨시라고 하고, 다른 분께는 눈을 감아보시라고 해요.

한 분이어도 시간이 지남에 따라, 안내가 달라지기도 하고요.

방법은 계속 바뀌지만, 목적은 하나인데요. 저는 강사로서 수련생분들께서 몸과 마음을 원하는 방향으로 이끌어갈 수 있기를 바랍니다. 그게 어떤 몸의 상태일 수도 있고, 마음의 상태일 수도 있겠죠. 처음부터 목표가 명확하고 분명할 수도 있지만, 그러기 어려우실 수 있거든요. 그래서 그 목표를 찾을 때까지, 자신의 몸과 마음을 찬찬히 들여다보고, 귀를 기울일 수 있는 토대를 함께 마련하고 싶답니다.

내일은 수련생분들께 여쭤봐야겠어요. '요가를 통해 앞으로 어떻게 달라지고 싶으세요? 원하는 상태가 분명해지면, 지금 하고 계신 수련에 더 집중하실 수 있을거예요.'

당신은 어떠신가요? 지금 무언가를 열심히 하고 계시다면, 무엇을 위해서인가요?

요가수업, 안내자가 가질 수 있는 두 가지 시선

직접 겪어보는 것과 간접적으로 경험하는 것, 무언가를 알기 위해 취할 수 있는 대표적인 두 가지 방법일 거예요. 둘 다 중요하다고 생각합니다.

무릎을 꿇은 자세로 있었더니, 배에서 꼬르륵하며 장이 움직이는 걸 직접 느껴본 경험도 중요하고요. 무릎을 꿇고 있을 때, 사람들마다 어떤 반응이 일어나는지 들어보는 것도 필요합니다.

'들은 것, 본 것, 읽은 것을 당신이 한 것으로 착각하지 말라. 온전히 겪은 것만 안내하라'는 가르침을 받은 적이 있습니다.

요가강사로서 자신의 몸과 마음으로 직접 통과하지 않은 걸 마치 자신의 것인 양 안내해서는 안 된다는 이야기였어요. 가르쳐 주신 분의 의도를 이해하고 공감하면서도, 동시에 물음표가 떠오르기도 했습니다.

'내가 경험했다. 경험해 봐서 안다.'라는 태도 역시 안내자로서 조심할 부분이 아닐까?하고요. 우리가 직접 경험할 수 있는 건 자기 자신뿐이니, 다른 분들이 어떤 경험을 했는지 귀를 기울이는 태도도 똑같이 중요하지 않을까요?

갈 곳을 보면, 금세 여기로 돌아올 수 있어요

요가 동작을 할 때 중요하게 안내드리는 것 중 하나는 '방향성'입니다. 힘의 방향성은 그 동작을 하는 목적과 맞닿아 있기 때문입니다. 그런데 동작뿐 아니라, 요가 수련 자체에도 '방향성'이 있다고 생각합니다.

'요가를 하면서, 나는 나와 더 가까워졌을까? 나에 대해 새롭게 이해하거나 발견한 게 있을까? 나의 방법을 찾았을까?'

이 질문들은 제가 저에게 던지는 것들입니다. 제가 바뀌면, 당연히 질문도 변하겠죠. 당신도 요가를 수련하면서, 어떤 방향을 향해가고 싶은지(있는지) 물음을 떠올려보세요. 방향성은 저기 먼 곳을 향하는 것처럼 보이지만, 그 덕분에 '지금, 여기에' 집중할 수 있는 힘을 길러주기도 하니까요.

특별한 위로

본론으로 바로 들어가는 대화를 나눌 수 있는 사람이 단 한 명만 있어도, 인생에서 아주 특별한 위로와 힘이 될 거라는 생각이 드는 아침입니다. 그럴듯하게 포장하지 않고, 대강 에두르지 않는 대화는 서로 깊이 연결되어 있다는 걸 느끼게 해주죠. 참 특별합니다.

내 핵심을 꺼냈을 때, 그의 핵심으로 대답해 주는 대화를 나누기 위해 필요한 것은 무엇일까요? 지금까지의 결론은, 혼자 있을 때 스스로와 마주하는 시간을 충분히 보냈느냐입니다. 스스로에게 질문을 던지며, 자신의 본론으로 사는 시간이나 밀도가 비슷하다면, 장황한 서론이나 구구절절한 미사여구는 필요 없을 거예요. 서로의 본론으로만 대화하기에도 시간이 모자라니까요.

'쿠션 대화'는 상대방의 기분을 고려해, 부드럽고 긍정적인 방법으로 대화를 시작하는 기법입니다. 분명한 장점이 있고, 때로는 필요합니다. 그럼에도 본론으로 바로 들어갈 수 있는 대화, 본론만으로 이루어진 대화가 늘 반가운 이유는, 그제야 비로소 당신과 내가 진정으로 만나고 있기 때문인 것 같습니다.

삶에 대한 만족과 충족

언젠가 친구가 제게 이런 말을 했어요. '너는 작은 것에도 만족하면서, 행복하게 사는 것 같아.' 팍팍한 서울에서 바쁘게 살아가는 자신과, 땅끝 시골에서 유유자적하게 살고 있는 것처럼 '보이는' 저를 비교하며 부럽다는 이야기를 했죠. 선뜻 동의하기가 어려웠습니다. 그건 '작은 것에도 만족'이라는 말이 걸렸기 때문인데요.

해남에 오게 된 건 우연이었지만, 어디에 있든 제 삶을 스스로 '선택'하고 있다고 느낍니다. 의식적인 선택과 실천은 주어진 것에 단순히 만족하고 수용하는 것과는 다르죠. 아마 친구의 관점에서 저의 삶이 그렇게 보였던 것 같습니다.

저희가 하루하루 경험하는 감정은 '만족'보다는 '충족'에 가깝지 않을까? 하는 생각이 들었습니다. 혹은 '충만'이라는 단어가 더 어울릴지도 모르겠네요. 그리고 그 감정은 우리가 기뻐서 하는 일들로, 주변에 계신 분들에게도 기쁨과 행복을 전하고 있다는 확신에서 오는 것 같습니다.

앞으로도 만족보다는 충만한 하루가 되도록, 수련과 나눔을 이어가겠습니다.

어떤 어른이 되고 싶으셨어요?

여성 청소년 친구들과 요가할 기회가 있었습니다. 딱 한 번 만나는 친구들이라, 제 몸과 마음의 안테나를 최대한 세웠어요. 당연히 첫 질문은 지금의 컨디션입니다. 처음엔 '몰라요, 그저 그래요. 요가 안 할 거예요.'로 일관하던 친구들이 제가 계속 연결해서 묻고 물으니, 천천히 자기 이야기를 시작하더군요.

저의 청소년 시절의 기억이 어제 일처럼 선명합니다. 그때 느꼈던 힘든 감정들, 여러 가지 생각들, 복잡했던 마음들이요. 그래서 지금 청소년 친구들을 만날 때면, 그때 내가 필요했던 어른이 되고 싶다는 마음이 들곤 합니다.

한 초등학교 4학년 친구와 나눈 대화가 특히 기억에 남습니다.
"근데 저 약 먹어요, 다이어트 약"
"아 그래? 다이어트가 뭔데?"

"살 빼는 거요. 의사 선생님이 약 먹으면 운동 안 하고, 먹고 싶은 거 다 먹어도 살 빠진댔어요."
"살을 왜 빼야 하는데?"

"다른 사람보다 뚱뚱하니까요."
"뚱뚱하면 안 돼? 사람 몸이 다 달라. 뚱뚱해도 건강할 수 있어. 날씬한데 아플 수도 있고."

"아니요. 다른 사람보다 뚱뚱해요."
'부모님과 같이 병원에 가서 약을 지은 거야?'
"아니요, 엄마가 먹던 건데, 먹기 귀찮대서 제가 먹는 거예요."

"선생님이 사람들 몸을 오랫동안 봐왔는데, 너는 뚱뚱하지 않아. 그런데, 코로 숨은 잘 못 쉬네? 비염이 심한 것 같은데, 알고 있어? 답답하지 않아? 코는 숨 쉬는 기관인데, 코로 숨을 잘 못 쉬잖아. 다이어트 약 먹는 것보다 더 급하고, 중요한 일이야. 부모님께 꼭 말씀드려. 그리고 입으로 숨을 쉬면, 다이어트 약을 아무리 먹어도 살이 안 빠져. 숨 쉬는 건 정말 중요해.'

친구들과 한참 다양하게 움직이고, 몸과 마음에 대해 이야기를 나누고, 헤어지고 나서야 퍼뜩 떠올랐습니다.

'다른 사람보다 네가 뚱뚱해? 그 다른 사람이 누구야? 주변에 있는 친구들이야? 아니면 핸드폰에서 본 사람들이야?라고 물었다면, 더 그 친구가 좀 더 깊이 생각해 볼 기회가 될 수 있었을 텐데.' 하는 아쉬움과 함께요.

별것 아닌 기분은 없어요

수시로 몸과 마음의 기분을 살펴보세요. 기분은 저절로 좋아지지 않더라고요. 늘 기분이 좋아야 하는 건 아니지만, 쾌적한 몸과 마음을 위해서는 구체적인 '행동'이 필요합니다. 다른 사람이나 외부 조건에 기대기보다, 내가 나의 기분을 좋게 만들 수 있는 방법을 찾아보는 건 어떨까요?

별것 아닌 기분은 없습니다, 기분을 무시하지 마세요. 기분이 상했다면 그것은 내가 무엇을 어려워하고, 불편해하는지 알 수 있는 기회입니다. 하지만 그 감정에 끌려가는 것은 멈추세요. 기분이 나빠졌다면, 전환할 수 있는 행동을 해보세요.

물을 마시는 것, 걷는 것, 숨을 관찰하는 것, 햇빛을 받는 것, 좋은 식재료의 음식을 먹는 것, 움직이면서 땀을 쪼르르 흘리는 것, 100% 성공 가능한 작은 목표를 세우고 실천하는 것, 무언가를 관찰하는 것, 떠오르는 생각들을 적어보는 것, 무엇이든 좋습니다.

어떤 행동을 할 때, 혹은 하지 않을 때, 당신 기분이 어떻게 달라지시나요?

'선생님, 제가 잘 하고 있는 게 맞나요?'

요가를 함께하는 분들께 종종 받는 질문입니다. 아마도 저희가 "이렇게 하세요."라고 답을 정해드리기보다는, "느낀 것을 토대로 조절해 봅시다."라고 안내하기 때문에 생기는 궁금증이 아닐까 싶어요. 'bottom-up' 방식이라고 부릅니다. 각자의 감각을 바탕으로 스스로 몸을 조절하는 것이죠.

"여기에 힘을 주고, 저기에는 힘을 빼세요." "이만큼 넓히고, 이 각도로 움직이세요."와 같은 안내는 top-down 방식이며, 분명한 장점이 있어요. 당장 무엇을 어떻게 해야 하는지 명확합니다. 즉각적이며, 쉬워요. 하지만 동시에 움직이는 사람 입장에서 '수동적'이 될 가능성이 높습니다. 안내받은 대로 움직이는 데 집중하다 보면, 몸과의 소통보다는 지시를 따르는 데 그칠 수 있거든요.

요가는 몸의 '연결성'을 매우 중요하게 여깁니다. 우리의 몸은 단순히 개별 근육을 합한 것이 아니라, 수많은 막, 장기, 근육을 포함한 다양한 조직들이 복합적으로 연결된 형태이니까요. 그래서 처음에는 감각을 기반으로 한 bottom-up 방식이 다소 낯설 수 있지만, 점차 스스로 몸을 조절하고 통제하는 연습을 통해 몸과 내가 더 가까워지는 경험을 하게 됩니다.

"제가 잘 하고 있는 게 맞나요?"라는 질문을 받으면, 저는 더 구체적인 질문을 드립니다. 각자 '잘 하고 있다'는 기준이 다르기 때문이에요. 중요한 건, 그 기준을 스스로 찾아가며 몸과 마음의 변화에 귀 기울이는 과정이라고 생각합니다.

누군가의 마음에 씨앗을 심는 일

수업에서 여러 움직임을 안내드리다 보면, 종종 그런 생각이 듭니다.

'내가 하고 있는 일은 어쩌면 씨앗을 심는 일이 아닐까?'

발가락, 발뼈, 발목이 잘 움직여야 제대로 서고, 걸을 수 있다는 걸 서른이 넘어서야 알게 되었는데요. 배우고 보니 '이제라도 알 수 있어서 참 다행이다. 그리고 이런 걸 나눌 수 있다니, 정말 대단한 일이다.'라고 느끼고 있어요.

그래서인지 수업 중에 자꾸 진심이 툭툭 튀어나옵니다.

"이렇게 다양하게 움직이고, 힘을 조절하고, 힘을 빼고, 힘을 싣는 일, 숨 잘 쉬는 걸 배우는 일이 참 중요한데, 우리는 왜 어디에서도 배울 수 없었을까요?"

"저도 재밌게 관찰하고, 실험하고, 공부하면서 알게 된 것들을 다 알려드릴테니, 여러분들은 이곳에서 배운 걸 일상으로 꼭 연결해 보세요. 그래야 몸도 마음도 바뀌실 거예요. 그리고 제가 대답할 수 없는 질문을 가져오세요. 그래야 저도 더 수련하고 탐구할 수 있으니까요."

어디까지 가닿을지, 앞에 계신 분들의 삶에 얼마나 영향을 미칠 수 있을지는 잘 모르겠어요. 하지만 오늘, 한 수련생분과 이야기를 나누면서 문득 그런 생각이 들었습니다.

'지금 내가 씨앗을 심고 있는 것 같은데?'

직감이랄까요? 분명히 그 씨앗은 싹을 틔울 거라는 느낌이요.

호감, 비호감 당신은 어느 쪽?

머리를 삭발한 남자 호감이세요, 비호감이세요? 머리를 숏컷으로 자른 여자, 호감이세요? 비호감이세요? 혹은 누군가의 머리 모양이 그 사람에 대한 호감과 비호감을 결정하나요? 그렇지 않은가요? 심지어 누군가의 머리모양 때문에 내 기분이 좋아지기도, 나빠지기도 하나요?

남편은 삭발을 제일 편안해 합니다. 그런데 해남에 와서 처음 남편을 본 분들 중에, 왜 머리를 미냐고 물으시는 분, 혹은 정말 대놓고 불편한 기색을 드러내는 분, 몇 번을 거듭해 의도적으로 불친절하게 대하시는 분을 만난 적이 있어요.

삭발한 젊은 남성에 대한 편견이 있는 걸까요? 혹은 특정 종교에 대한 거부감 때문일까요? 저마다의 취향을 가진 사람들이 도시보다 적어서 일까요? 남편은 늘 똑같은 머리 모양인데, 왜 어떤 사람은 싫어하고, 어떤 사람은 좋아할까요? 실제로 어떤 어르신은 남편만 보면 너무 멋있다고 하고, 어떤 어린이들은 까끌까끌한 남편의 머리를 만지며 재밌어하거든요.

알 수 있는 건 누구의 마음인가요?

저 역시 정수리만 덮을 정도로 뚜껑머리를 하고 다녔었는데요. 해남에 와서 뒷머리는 기른 커트임에도, 왜 그렇게 머리를 짧게 자르냐는 이야기를 자주 듣습니다.

오히려 궁금한 건 그들의 마음입니다. 다른 사람의 머리털이 왜 그들의 마음에 영향을 주는 걸까요? 젊은 남성의 머리는 이래야 하고, 젊은 여성의 머리는 이래야 하는 게 뚜렷할수록 그것과 조금이라도 다른 머리 스타일을 만났을 때 불쾌한 걸까요?

우리의 마음이 누군가의 머리 스타일에 좌지우지될 만큼 작은가요?

인사를 건네는 사람과 받는 사람

오늘은 처음 보는 어린이들이 해남의 아침 까페에 왔습니다. 친구들이 먹고있던 귤향이 너무 좋다고 하니, 저희에게도 나누어 주었어요. 앞니 두 개가 빠진 채 활짝 웃는 얼굴에 저희도 같이 웃었습니다.

까페에 들어오자마자 '아아 네잔!'을 외친 손님도 있었어요. 먼저 오신 분들 주문받고 여쭙겠다고 해도, 계속 '아아 네잔!'을 반복합니다. 오래 걸린다고 투덜대시면서요.

저는 어떤 경계에서 사람이 이렇게 나뉘는 걸까?가 궁금해요. 하나의 단면만 보고, 두 부류로 나눈다는 게 어불성설일거에요. 그래도 신기해요. 그 경계에 있는 마음은 무얼까요?

왜 누구는 자기 것이 우선이고, 누구는 함께 나누면서 기뻐할까요? 왜 누구는 당장 내 입에 음식을 넣는 것, 조금도 손해보지 않는 것이 제일 중요하고, 누구는 기다리고 양보할까요? 왜 누구는 모르는 사람이어도 먼저 인사를 건네고, 누구는 그냥 그 인사를 받을까요? 왜 누구는 당장 먹고 사는 데 만족하고, 누구는 더 높은 차원의 자신을 위해 지금 할 수 있는 것들을 궁리하고 시도할까요?

유전일까요? 양육 환경일까요? 어렸을 때 부모의 방식을 배웠어도, 커서 아닌 것 같다고 느끼면 바꿀 수도 있을텐데요. 저 역시 무의식적으로 올라온 생각이나 행동에, 이것이 정말 내 것인가?를 되묻곤 합니다.

당신은 어떠신가요?

끝은 내가 선택해

'한번 시작했으면, 끝까지 해야지.' 끊기없음을 책망하는 이 소리를 안 들어본 사람은 없을 거예요. 다른 사람이 나에게 하기도 하고, 내가 나에게 하기도 하죠. 그런데 '끝'이 어디일까, 어디까지 해야 끝까지 하는걸까요? 저 말을 한 사람은 그 끝을 알고 한 말일까요? 아니면 중도에 포기하는 행동 자체를 잘못했다고 하는 걸까요?

운동을 배우고 싶어서 이런 저런 시도를 해도 늘 포기했던 데에는 '내가 결정한 끝'이 없었던 게 아닐까? 하는 생각이 들었어요. 수영에서 '적어도 발차기는 떼 보자.' 로 시작했다면, 당장 좀 못하는 나여도, 오늘 늦게 일어나서 수업에 빠진 나여도 괜찮았을텐데 말이죠. 자신이 선택한 목표를 이룰 때까지 몰입하는 것, 그 경험은 어떤 일에서든 중요하니까요.

누구나 무엇이든 시작할 수 있고, 계획할 수 있고, 시도할 수 있고, 중간에 바꿀 수도 있고, 그만할 수도 있고, 원하는 일을 완료할 수도 있습니다.

새로운 달, 바뀐 계절, 다시 무언가 시작하신다면, 여러분만의 '끝'을 선택해보시면 어떨까요?

닫는 글

이 책의 글들은 책상에서 혼자 골몰해 나온 것이 아닙니다. 오히려 이웃들과의 마주침, 자연과의 교감처럼 세상을 활보하다 발견한 것들이었습니다. 촘촘하게 제 일상을 떠받쳐주고 있는 수많은 관계의 그물망 덕분입니다.

깊이 감사합니다.

책의 내용이나 움직임 안내에 대해 궁금하거나, 함께 나누고 싶은 이야기가 있다면 무엇이든지 알려주시면 좋겠습니다. 여러분의 건강한 하루에 모쪼록 이 책이 잘 쓰이기를 기도합니다.

나마스떼

2024년 12월
해남의 아침 요가원에서
배윤정 올림